QUEL
AVENIR?

Maquette de la couverture: Jacques Léveillé.

ISBN 0-7761-0205-2

QUEL AVENIR?

GUY DURAND

Les enjeux
de la manipulation
de l'homme

avec la collaboration
de Viateur Boulanger

LEMÉAC

DU MÊME AUTEUR

Éthique de la rencontre sexuelle. Montréal, Fides, 1971 et 1976, 192 pages.

Le mariage : rêve et réalité. Avec la collaboration de V. Boulanger, L. Hamelin, G. Bourgeault. Montréal, Fides, 1975, 205 pages.

Sexualité et Foi. Synthèse de théologie morale. Montréal, Fides, 1977, 426 pages.

Quelle vie ? Perspectives de bioéthique. Montréal, Leméac, 1978, 121 pages.

Introduction

Avortement, bébé-éprouvette, eugénisme, euthanasie, transsexualité. Le progrès des sciences biomédicales donne à l'homme moderne des possibilités inouïes. De plus en plus la vie humaine est dévoilée, contrôlée, manipulée. Quelle vie créons-nous dans nos laboratoires? Quelle vie préparons-nous? Quelle vie vivons-nous déjà? Apprenti-sorcier, l'homme saura-t-il domestiquer le pouvoir qu'il possède? Saura-t-il choisir ce qui lui permet d'être plus humain?

Relevant de la biologie et de la médecine, ces questions mettent en jeu bien d'autres sciences, la psychologie et la sociologie notamment, et surtout à un autre plan le droit et l'éthique. Qu'on le veuille ou non, en effet, le droit et davantage encore l'éthique sont présents à nos activités humaines, professionnelles ou privées. L'éthique n'est pas une occupation de luxe pour gens désœuvrés; elle est une fonction essentielle de l'être humain, une fonction de l'âme, écrit Jung, aussi vieille que l'humanité elle-même. On ne peut éviter d'être interpellé par l'éthique. Toutes les grandes questions de l'heure ont une incidence éthique profonde et évidente.

Dans un livre précédent intitulé *Quelle vie?* j'ai établi la perspective générale de toute réflexion bioéthique: nature de la bioéthique, fondement théorique, cadre de réflexion, objectifs, postulats anthropologiques.

Le présent livre s'attache à l'analyse de questions particulières, regroupées de manière un peu artificielle en trois grandes parties : interventions courantes, techniques de pointe, dernière maladie.

Il s'agit d'un livre d'éthique. Certaines informations d'ordre factuel sur la réalité, sur l'état de la science sont nécessaires pour comprendre une question. Mais l'objectif est d'abord éthique : dégager les enjeux moraux de toutes ces questions, signaler en quoi elles favorisent ou compromettent le respect et la promotion des hommes et des femmes, en quoi elles favorisent ou compromettent le sens de l'humain, le sens de la vie. C'est ce qu'on met depuis quelques années sous le terme de bioéthique.

La réflexion suivante n'est inféodée à aucune religion ; j'essaie de réfléchir simplement en homme, en prenant mon bien partout où je le trouve, chez des catholiques ou des protestants, aussi bien que chez des agnostiques et des athées. Conscient que je suis, pourtant, d'être enraciné dans la tradition chrétienne et d'être conditionné par la masculinité.

Le sujet se serait facilement prêté à l'élaboration d'un livre savant, bourré de termes techniques et de notes infrapaginales. J'ai préféré un livre plus accessible, encore qu'il me fallait indique mes principales références. Et un livre attentif à ce qui se passe tout près de nous, particulièrement au Québec. Son objectif est de sensibiliser le lecteur à des problèmes dont on ne voit pas toujours les implications profondes à plus ou moins long terme. Ce livre n'a pas la prétention d'être pleinement original. Je dépends beaucoup de mes sources, surtout au niveau de l'information scientifique.

Chaque chapitre est autonome : ce qui a entraîné quelques redites. On peut donc les lire dans n'importe quel ordre. Mais pour viser un certain approfondissement et une certaine cohérence, il est indispensable de situer chaque question particulière dans l'ensemble du problème bioéthique, c'est-à-dire notamment dans l'ensemble de la perspective élaborée dans le précédent volume.

G.D.

INTERVENTIONS COURANTES

I

L'avortement

Quand on traite d'avortement, on a souvent une impression d'inutilité. Les jeux sont déjà faits. Chacun a déjà son idée: personne n'en veut changer. Encore heureux si l'on consent à écouter vraiment son interlocuteur. La question est «passionnée», «politisée» comme diraient certains. Comment éviter la sensibilité de ceux qui ne voient que la détresse de la femme, ou de ceux qui ne sont attentifs qu'au petit d'homme qui est dans le sein maternel? Comment éviter l'agressivité de ceux qui ne croient qu'à la libération de la femme, ou de ceux qui ne pensent qu'à la boucherie envers un «innocent»? De toute nécessité, il faut s'imposer une certaine rigueur intellectuelle: procéder de manière méthodique, faire des distinctions, admettre des nuances[1].

Avant d'être un problème éthique ou légal — ou plutôt en même temps — l'avortement est un problème social.

---

1. Deux collectifs québécois récents manifestent la complexité de cette question, l'un se veut une réflexion systématique (La ligue des droits de l'homme, *La société québécoise face à l'avortement*, Montréal, Leméac, 1974, 180 p.); l'autre fait état d'un débat public (*La polémique québécoise autour de l'avortement et l'affaire Morgentaler*, Textes rassemblés par G. Tarrab, Montréal, Aquila, 1975, 194 p.).

Car très souvent ce sont les conditions sociales qui imposent le recours à l'avortement: manque de ressources ou
d'espace pour recevoir un nouvel enfant dans la famille, in-
famie dans laquelle la société tient la fille-mère, absence
de support aux familles qui ont un enfant handicapé, et en
général manque d'aide aux familles (garderie, pré-ma-
ternelle, congé maternité, allocation familiale, reconnaissance sociale du travail fait à la maison). Très souvent
donc la femme n'est pas vraiment libre, concrètement libre
de choisir de poursuivre ou d'interrompre sa grossesse[2].

C'est pourquoi la véritable façon de traiter le problème de l'avortement — et de diminuer le nombre d'avortements, si l'on veut — est de s'attaquer à ses causes sociales et d'offrir des mesures préventives: éducation sexuelle,
clinique de planification des naissances, organisme d'aide
aux femmes en difficulté, véritable politique familiale.

Ceci dit, se pose quand même la question de la
qualification éthique de l'avortement. Ce qui correspond à
la préoccupation majeure de ce livre. Après, il sera utile de
voir quel prolongement législatif serait le mieux ajusté à
notre évaluation éthique. Mais, avant de traiter l'un et l'autre point, il s'impose de rappeler succinctement le donné
biomédical.

LE DONNÉ SCIENTIFIQUE

L'avortement désigne l'interruption de la grossesse
avant que le fœtus ne soit viable, c'est-à-dire avant la 20e
semaine de grossesse ou avant qu'il n'ait atteint 500 grammes. Le docteur S. Mongeau le définit: «L'expulsion des
produits de la conception avant leur viabilité.[3]» La «viabi-

---

2. Voir quelques belles pages de Francine Dumas, épouse d'un pas-
   teur protestant, dans *L'autre semblable* (Neuchâtel, Delachaux et
   Niestlé, 1967, 94-95).
3. S. Mongeau et P. Cloutier, *L'avortement*. Montréal, Éd. du Jour,
   1968, p. 13.

lité » est une expression médicale technique : elle désigne le moment à partir duquel le fœtus, extrait de la mère, peut être sauvé à l'aide des moyens techniques même les plus perfectionnés. C'est une notion évidemment relative : jadis on parlait de 26 semaines ; les progrès nous amènent aujourd'hui jusqu'à 20 semaines ; on ne sait ce que réserve l'avenir.

Strictement, on ne devrait parler de « fœtus » qu'à la fin du deuxième mois de grossesse. Avant, il y a un embryon. Et plus avant il y a l'œuf, qui passe lui-même par des stades divers : morula, blastula. Dans le langage courant, cependant, on prend souvent indifféremment un mot pour l'autre. Ce que je ferai moi-même quelquefois.

Classification et étiologie

Médicalement, on distingue l'*avortement spontané* de l'*avortement provoqué*. Le premier — appelé couramment « fausse couche » — survient sans qu'il y ait de manœuvres extérieures, sans qu'il y ait intervention de la femme ou d'une tierce personne. Les causes sont d'ordre purement médical : mauvaise qualité ou mauvaise implantation de l'œuf, col utérin incompétent, fibromes utérins, etc. Environ 10% des grossesses se terminent de cette façon.

Par *avortement provoqué*, on désigne l'interruption de grossesse qui résulte d'une intervention extérieure (par la mère ou une autre personne) sans laquelle la grossesse se serait naturellement poursuivie. C'est cette variété d'avortements qui retient l'attention dans ce chapitre.

L'*avortement provoqué* peut provenir de motifs très divers :

— *Motifs thérapeutiques* : quand l'avortement serait indiqué pour sauver la vie ou la santé de la mère. Par exemple, chez une patiente atteinte d'une grave maladie rénale ou cardiaque, dont la continuation de la grossesse compromet gravement la santé. Même chose en certains cas graves de diabète ou de poliomyélite. Autre exemple : une femme dont la grossesse provoque un déséquilibre mental qui peut la conduire au suicide. Il y a des cas extrêmes, quoique très rares, où la vie même de la mère est en cause. Mais il y a aussi, à l'autre extrême, des situations où la femme enceinte ressent des inconvénients vraiment mineurs : fatigue, nausée, etc. Entrent encore sous cette catégorie, les cas où la grossesse perturbe l'équilibre du couple. Il est impossible de tout énumérer ; encore moins de poser des limites précises à ce motif thérapeutique.

— *Motifs eugéniques* : quand il s'agit de prévenir la naissance d'un enfant handicapé. On peut ici procéder à l'aide de calculs de probabilité : on sait quelle maladie est héréditaire et dans quelle proportion. On peut donc prévenir une femme — ou le couple — que son fœtus court tel ou tel risque. Ainsi, il y a toute probabilité de dégénérescence chez l'enfant né de parents alcooliques, hérédo-syphilitiques, déments. Si la femme enceinte a eu la rubéole avant le cinquième mois, il y a un fort risque que l'enfant soit malformé. Le risque est même de l'ordre de 95% si la femme a contracté la rubéole dans les sept premières semaines. On se souvient tous du risque encouru par les femmes qui ont absorbé de la thalidomide. De même certains traitements par radiations ionisantes entraînent des aberrations chromosomiques chez le fœtus et aboutissent à la naissance d'enfants anormaux. Les progrès récents permettent d'être plus précis encore. En effet, l'analyse du liquide amniotique permet de déceler dans beaucoup de cas, avec une certitude quasi absolue, les malformations congénitales. Cette analyse se fait après la quatrième semaine : le médecin perce la membrane amniotique avec une seringue et recueille quelques gouttes du liquide amniotique. Après quelques semaines de culture, l'analyse lui permet alors de déceler, avec une très grande certitude, certaines maladies ou malformations génétiques. L'amniocentèse comporte-t-elle des risques pour la mère ou même pour le fœtus? Les scientifiques sont divisés. Les médecins ont coutume de dire qu'elle constitue une intervention de routine sans risque. Certains, pourtant, mettent cela en cause.

— *Motifs moraux* : on désigne ainsi les avortements désirés pour éliminer un fœtus qui provient d'un viol, d'un adultère, d'un inceste ou qui se développe chez une fille-mère.

— *Motifs socio-économiques*. L'avortement est aussi invoqué dans le cas où la venue d'un enfant — ou d'un nouvel enfant — compromettrait l'équilibre budgétaire d'une femme ou d'un couple. On pense alors davantage aux milieux économiquement défavorisés, mais non uniquement.

— *Motifs de bien-être*. Chez la femme, le couple ou la famille. On peut penser à un couple dont la vie sera plus ou moins perturbée par la venue de l'enfant. À une femme qui veut poursuivre sa carrière, etc. On voit que ce motif peut être très largement interprété : à un extrême, il se rapproche du motif thérapeutique ; à l'extrême opposé, il désigne des motifs très futiles et légers. À la limite, il équivaut simplement au refus de l'enfant : le couple ne désire pas d'enfant. Attention : parfois le motif peut paraître léger de l'extérieur, mais il ne l'est pas pour la femme elle-même.

En certaines situations, notamment en certains cas d'indication thérapeutique ou eugénique, le fœtus mourra de toute façon, avant même d'arriver à terme. Ainsi en est-il, par exemple, d'une grossesse extra-utérine.

Une autre distinction importante, qui s'ajoute à la précédente, a trait à la situation législative. À ce titre, on parle d'avortement légal ou illégal. *L'avortement légal* est celui qui est permis par la loi de tel ou tel pays. Au Canada,

15

seuls les avortements thérapeutiques sont légaux: la loi précise même le critère en disant «quand la continuation de la grossesse met ou mettrait en danger la vie ou la santé de la mère». La loi exige que cet avortement se pratique dans un hôpital accrédité ou une clinique approuvée à cette fin, après accord d'un comité composé de trois médecins. Le coût de cet avortement est alors acquitté par l'assurance-maladie. L'avortement illégal — excusez la tautologie — est celui qui n'est pas permis par la loi. Il peut être pratiqué par un charlatan et une «faiseuse d'ange» ou encore par un médecin agissant dans son bureau ou sa clinique. L'avortement illégal est dit «avortement clandestin», mais, attention, il y a souvent rien de moins secret que certains «avortements clandestins» c'est-à-dire illégaux. Cet avortement peut être provoqué pour les motifs les plus divers, par exemple, des motifs de bien-être ou des motifs thérapeutiques.

Reste une dernière distinction, qui s'enchevêtre aux précédentes: l'avortement *sur demande* ou l'avortement *contrôlé*. On oppose parfois avortement sur demande à avortement thérapeutique, comme si le premier relevait toujours de la légèreté et de l'insouciance, et que le second était toujours sérieusement motivé. Pourtant, là n'est pas du tout la différence. On parle d'avortement sur demande pour désigner une législation où la femme serait seul juge des motifs de se faire avorter. La législation alors ne devrait pas énumérer les motifs qui autorisent l'avortement et soumettre la requête de la femme à l'examen d'un comité (c'est l'avortement contrôlé), mais simplement reconnaître que la femme qui le désire peut légalement se faire avorter, que ses motifs soient thérapeutiques ou autres, sérieux ou non. Elle en serait le seul juge.

Clientèle

Il est toujours embarrassant de donner des chiffres. Ils peuvent quasiment toujours être contestés et pourtant ils donnent un «ordre de grandeur» utile.

Avortement légal. Il y a quelques années, au Canada, il y avait très peu d'avortements légaux et donc d'avortements pratiqués dans les hôpitaux. L'ancienne version du Code criminel canadien acceptait l'avortement uniquement quand la vie de la mère était en danger. Depuis l'amendement de 1970, la situation a changé. Mais elle a varié beaucoup plus dans les autres provinces du Canada qu'au Québec, parce qu'on y interprète la loi plus libéralement. Au Québec même, la situation est très différente dans les hôpitaux francophones — de tradition catholique — et dans les hôpitaux anglophones. Les premiers souvent n'ont même pas les comités d'avortement requis par la loi. Globalement, cependant, leur nombre augmente toujours comme le montre le tableau suivant, tiré des chiffres publiés par Statistique Canada.

	1970	1971	1972	1973	1974	1975	1976	1977
Canada	11 152	30 923	38 853	43 201	48 136	49 311	54 478	57 564
Québec	534	1 881	2 919	3 141	4 453	5 579	7 249	7 583

Avortement illégal. Cette forme d'avortement est évidemment difficilement quantifiable puisqu'il est très souvent clandestin. Divers indices cependant, sont concluants: le nombre de femmes admises dans les hôpitaux pour un curetage après un avortement évidemment pratiqué par un charlatan; quelques enquêtes partielles; le nombre de femmes qui recourent à l'avortement dans les pays voisins; certains témoignages de médecins, etc. D'après le Conseil des Affaires sociales et de la Famille du Québec, ces indices permettent de parler de 100 000 à 150 000 avortements au Canada par année, et peut-être de 10 000 à 25 000 au Québec.

Contrairement à un préjugé largement répandu, il n'y a pas que des célibataires qui se font avorter. Une enquête du docteur S. Mongeau, il y a quelques années, établissait que ⅔ des avortées étaient mariées, ayant parfois 4, 5 et même 10 enfants. Parmi les femmes qui se sont adressées au Centre des femmes de Montréal en 1971, on note que, si les anglophones étaient à peu près toutes célibataires et de moins de 25 ans, la très grande majorité des francophones étaient âgées de 30 ans ou plus, déjà mères de 1 ou 2 enfants, souvent davantage, et leur mari était en chômage ou encore elles en étaient divorcées ou séparées. En 1974, le Conseil des Affaires sociales et de la Famille du Québec observait un recours de plus en plus fréquent à l'avortement chez les jeunes. Pour l'année 1977, Statistique Canada fait état des chiffres suivants :

60% des avortements ont été pratiqués sur des célibataires

29% des avortements ont été pratiqués sur des femmes mariées

11% des avortements ont été pratiqués sur des femmes séparées, veuves, divorcées ou vivant en concubinage

Et, concernant leur âge :

31% avaient	moins de 20 ans
30% avaient	entre 20 et 24 ans
36% avaient	entre 25 et 39 ans
3% avaient	plus de 39 ans.

Techniques et risques

La technique de l'avortement, pratiqué par un médecin, varie suivant le nombre de semaines de gestation de la parturiente. Durant les premières 12 semaines de grossesse, les moyens employés sont : la dilatation du col et le curetage, ou encore la dilatation du col et l'aspiration du contenu utérin. Dépassé la 12e semaine, l'on procédera par l'injection intra-utérine de soluté hyperconcentré en sel ou en sucre. Ceci amène la mort du fœtus immédiatement et produit l'expulsion vaginale du contenu utérin dans les quelques jours qui suivent. Enfin, l'on peut procéder à une césarienne et vider l'utérus de son contenu. Ici, aucune tentative n'est faite pour amener la survie de l'enfant.

Les «faiseuses d'anges» ou les «femmes en détresse» choisissent, elles, les moyens les plus divers, des plus anodins aux plus dangereux d'ailleurs pour leur santé : exercice physique violent, chute, perforation des membranes avec une aiguille à tricoter; insertion dans le col utérin de tige laminaire, etc.

Il y a quelques années, les milieux scientifiques mettaient beaucoup d'espoir dans un nouveau médicament (les prostaglandines) qui pouvait se prendre sous trois formes : intra-utérine, intraveineuse, intravaginale. Ce produit provoquait la menstruation à quelque moment du cycle que ce soit et ce, jusqu'au 5e mois de la grossesse. Il entraînait donc un arrêt de la grossesse dans les 48 heures. Le produit est toujours à l'étape de l'expérimentation. On n'en contrôle pas tous les effets secondaires. Il semble même que les espoirs mis dans ce produit soient beaucoup refroidis.

Les complications de l'avortement, qu'il soit légal ou clandestin, sont les mêmes, quoique leur fréquence soit beaucoup plus basse lorsque l'intervention est pratiquée par un médecin : on peut distinguer les complications psychiques des complications physiques. Il est bien difficile d'établir des statistiques, tant de variables entrant en jeu.

— Sur le plan psychologique, on note que la femme peut souffrir d'un choc sérieux : dépression, sentiment de culpabilité, etc. Cela peut aller, quoique assez rarement, jusqu'à la psychose et au suicide. Certains médecins signalent que ce choc psychique peut être retardé jusqu'à l'époque de la naissance éventuelle de l'enfant. Mais quelle est la gravité de ce risque? Et il faut voir aussi si la femme qui poursuit une grossesse non désirée ne souffre pas elle aussi de troubles psychologiques qui peuvent être graves.

— Sur le plan physique, diverses complications sont possibles: perforation utérine, lacération du col utérin, infection, endocrinopathie, anémie, stérilité. Sur ce dernier point, certains avancent le chiffre de 10%, c'est-à-dire qu'une avortée sur dix deviendrait stérile. Ici encore, pour être franc, il faudrait comparer avec les troubles consécutifs à un accouchement.

— Sur le plan physique encore, le trouble peut aller jusqu'au décès. Les journaux rapportent périodiquement le cas de décès résultant d'un avortement. Les évaluations «scientifiques» affirment que, si l'avortement est pratiqué avant 12 semaines, le risque de décès pour la mère n'est pas plus grand que si la grossesse était menée à terme[4]. Après 12 semaines, le risque est deux fois plus grand.

Même s'il est difficile ici d'établir des liens et de contrôler scientifiquement les chiffres, les témoignages et les faits pénibles sont trop nombreux pour qu'on puisse dire que l'avortement est une intervention bénigne. Dans une conférence prononcée à Ottawa en janvier 1971, le docteur H. Morris déclarait:

«Les médecins qui pratiquent l'avortement au sud du 45e, au-delà de l'Atlantique et même au Canada soutiendront

---

4. Des statistiques récentes font même état d'un risque de décès plus grand pour la mère si elle mène sa grossesse à terme que si elle se fait avorter durant les premières semaines dans des conditions adéquates.

peut-être qu'il n'y a guère de complications. Mais la plupart d'entre eux omettront d'avouer qu'ils refusent de revoir leurs patientes après l'avortement. Celles-ci doivent présenter ailleurs leurs problèmes post-opératoires. J'en sais quelque chose. Mes collègues et moi, nous les recevons dans nos bureaux (...) Dans le compte rendu de leur étude sur les avortements pratiqués en vertu de la loi libérale du Colorado, le docteur Droegemuller et ses collègues déclaraient en 1969: « Nous sommes bouleversés par le spectre des complications causées par les divers procédés d'avortement thérapeutique ». Plusieurs de ces complications peuvent accompagner la méthode soi-disant sans danger de l'avortement par succion (...) Après 12 ou 13 semaines de grossesse, l'avortement comporte tous les risques d'une intervention chirurgicale majeure. Et que dire des effets à long terme de l'avortement chez les *teenagers* et chez les femmes dans la vingtaine. [5] »

ENJEUX ÉTHIQUES

Avant de formuler un jugement éthique, essayons de nous donner les éléments ou les matériaux aptes à fonder ce jugement. Essayons de dégager les enjeux éthiques de la question.

Le problème de l'avortement se présente souvent comme une confrontation entre deux droits: le droit à la vie chez le fœtus (lequel droit impose à la femme le devoir de le respecter) et le droit de la femme à la libre disposition de son corps. D'un côté il y a la vie; de l'autre la liberté. Les jugements opposés que l'on porte sur l'avortement s'enracinent très souvent, consciemment ou non, dans cet humus.

---

5. Cité par M.-M. Desmarais, *L'avortement, une tragédie*, Montréal, Éd. du Jour, p. 147-148. On peut voir aussi les témoignages rassemblés par J. Mahig (*Dossier sur l'avortement*, Montréal, Éd. du Jour, 1972, p. 31-93).

On est pour ou contre l'avortement, selon que l'on met l'accent sur l'une ou l'autre valeur humaine : la vie ou la liberté. Il y a là des enjeux évidents qu'il faudra analyser. Mais au-delà de ces enjeux individuels, le problème de l'avortement comporte des enjeux sociaux importants. Il pose la question du genre de société que nous voulons. Procédons méthodiquement.

Quand commence la vie humaine ?

La question du droit à la vie dépend tout entière de la question suivante : quand commence la vie ? Sous-entendu : quand commence la vie humaine ? En effet, on ne peut parler strictement de «droit» à la vie si le fœtus n'est pas un être humain.

Le fœtus est-il ou non un être humain ? Question redoutable, que l'on voudrait bien éviter parce que l'on pressent qu'elle est insoluble. Et pourtant, il faut bien commencer par là.

1. *Que dit la science ?* La microbiologie et la génétique ont montré que l'œuf humain fécondé contient, dès l'origine, toute l'*information* requise pour construire un individu entier, un homme, cet homme individuel avec ses notes caractéristiques déjà bien déterminées. Dès l'union du spermatozoïde et de l'ovule, le nombre de chromosomes et l'hérédité sont fixés à jamais. L'embryologie nous apprend que le développement du fœtus se fait de façon graduelle : d'aucune manière on ne peut dire que le potentiel de développement est plus grand dans l'enfant à terme que dans l'enfant immature ou dans l'œuf fertilisé. Du zygote au nouveau-né, il n'y a pas de rupture de continuité. La même énergie, le même principe de vie, qui règle les activités de la première cellule vivante, animera plus tard — à travers le *code génétique* — les mouvements spontanés de l'enfant et les profondes réflexions de l'adulte. Aucun scientifique ne conteste que le zygote originel n'est déjà un individu possé-

dant son unité, sa distinction et son autonomie. Dès la fécondation, est commencée l'aventure d'une vie humaine dont chacune des grandes capacités demande du temps pour se mettre en place et se trouver prête à agir.[6] Aucun scientifique ne conteste ces faits. Aucun ne conteste qu'au terme on a affaire à une vie humaine. Aucun ne conteste que dès le début, on a affaire à une *vie humaine en devenir*, en gestation, à un processus d'hominisation. Mais à quel moment cet être commence-t-il vraiment à être humain? Les auteurs sont ici divisés.

Les uns, partisans de l'«humanisation immédiate», soutiennent que l'homme commence dès le premier instant de la grossesse, dès la rencontre de l'ovule et du spermatozoïde. «L'individu, dès la fécondation, est déjà réellement, mais en petit, tout ce qu'il est destiné à devenir, en grand, au terme le plus éloigné de son développement. S'il est un homme à sa naissance, comme tout le monde le concède, il l'est aussi au premier instant de sa vie fœtale, car il ne fait, dans l'intervalle, que devenir ce qu'il est — et qu'il demeure — jusqu'à sa mort.»

Les tenants de l'«humanisation différée» ne nient rien des données factuelles de la biologie, mais ils pensent que cet individu n'est pas encore un être humain complet, une personne. «Il ne le deviendra qu'à un moment ultérieur de son développement, par le jeu des réactions du matériel génétique sur l'environnement biologique, et par l'acquisition progressive des formes et des fonctions caractéristiques de l'homme.» Il le sera, par exemple, quand ses membres et ses organes seront suffisamment formés ou quand sera formé son système nerveux ou son cerveau.

Cette divergence, on le voit, nous sort du domaine des faits empiriques pour nous introduire dans le domaine de l'interprétation, dans le champ de la philosophie. Il n'appar-

---

6. *Cf.* M. Marcotte, *L'avortement libre*, Montréal, Bellarmin, 1973, p. 107-109, qui présente très bien cette question.

tient pas, en effet, aux sciences biologiques, mais bien à la philosophie (ou à la théologie) de nous dire si le fœtus est un être humain déjà. C'est ce qui explique les prises de positions opposées de scientifiques aussi éminents par exemple que Jérôme Lejeune et Jacques Monod.

En toute rigueur de termes, les sciences biologiques ne prouvent pas qu'il y a être humain déjà, pas plus qu'elles ne peuvent prouver le contraire. Tout au plus peuvent-elles donner un indice en faveur d'une option ou confirmer une interprétation d'ordre philosophique ou théologique.

2. Commençons par la *théologie*. La question pourrait-elle être tranchée par la théologie? On peut sûrement faire des affirmations au nom d'une foi, et notamment de la foi catholique, parce qu'on se veut solidaire des autorités ecclésiales et fidèle à son héritage chrétien, ou parce qu'on est convaincu que la Révélation de Dieu inclut ce point. Cette option peut faire vivre, elle peut permettre de décider de sa conduite. Mais résout-elle réellement la question: le fœtus est-il un être humain? Il faut voir les justifications données.

Le christianisme propose depuis des siècles un immense respect de la vie. Il étend ce respect jusqu'à la vie fœtale.

— Le premier argument qu'il avance c'est que Dieu est maître de la vie. La vie est un don. C'est Dieu qui la donne, comme c'est lui qui l'enlève. Concédons. Mais ce principe ne dit pas *quand* Dieu la donne. S'il y a vie humaine, celle-ci est un don de Dieu. Mais y a-t-il vie humaine à trois jours, à trois mois, voilà la question. Et elle n'est pas réglée par cet argument.

— Le précepte: «Tu ne tueras pas» est de même ordre. Il interdit de tuer l'être humain, mais il ne dit pas *quand* il y a être humain. On est renvoyé à d'autres critères.

— On pourrait analyser de même manière tous les concepts chrétiens: l'image de Dieu, la Providence, etc. Aucun ne réglera vraiment la question. La théologie fait appel ici à des arguments d'ordre philosophique et est donc tributaire des forces et des faiblesses de la philosophie.

En bref, les arguments théologiques peuvent justifier un respect de la vie fœtale. Ils peuvent qualifier l'option contre l'avortement. Mais strictement, ils ne prouvent pas que le fœtus est un *être humain déjà*.

3.   Que dit donc la *philosophie*? Examinons les divers critères que l'on fait intervenir en faveur de l'une et l'autre position pour en mesurer la pertinence et la vigueur.

Il est de bon ton aujourd'hui, dans les milieux intellectuels, de définir la personne par la *relationnalité*. L'être humain n'est pas une monade solitaire, il n'est pas une chose close sur elle-même; il est ouverture à autrui, recherche d'autrui, relation à autrui. Il n'y a d'être humain qu'en relation avec d'autres. Chacun ne découvre sa propre identité que dans le face à face avec d'autres. Au fond, c'est la reconnaissance de l'autre qui me fait exister. Tant que je ne suis pas reconnu, nommé par autrui, je n'existe pas pour lui. Ne pas aimer, ni être aimé, c'est ne pas vivre, c'est être mort. On en conclut que tant que le fœtus n'est pas accepté par la mère, il n'est pas être humain. Avant, il est un «organisme vivant» (on n'ose pas dire un animal), sans plus.

La relationnalité définit sûrement un trait caractéristique et essentiel de l'être humain. C'est là une évidence pour tout le monde, que les philosophes modernes, notamment les philosophes personnalistes et existentialistes, ont mis en relief. Cela rejoint d'ailleurs, les affirmations séculaires des philosophes grecs et des théologiens du Moyen Âge sur l'homme comme être social et être politique.

Ce qui est gênant, c'est l'application grossière que l'on en fait à la situation du fœtus.

Disons d'abord qu'il est très gênant de voir l'affirmation de ce trait caractéristique de la personne sous la forme «il n'y a pas d'être humain s'il n'est pas reconnu comme tel, par autrui». Il y a là quelque chose de faux et quelque chose d'illogique.

Illogique d'abord. Le raisonnement est passé subrepticement d'une affirmation sur l'essence de la personne à une affirmation sur l'origine. Le principe disait: pas d'être humain sans relationnalité. On devrait conclure strictement: dès qu'il y a être humain, il y a relationnalité, si minime ou secrète soit-elle. Mais on ne peut rien en conclure sur le temps où commence l'être humain. Le critère est ailleurs.

Non seulement illogique, l'affirmation est aussi fausse. Comment croire sérieusement — sinon pour justifier a *posteriori* l'avortement — que c'est la volonté d'autrui, la reconnaissance par l'autre, qui fait que j'existe. Que l'être humain existe ou non est un fait: la reconnaissance des autres n'y change rien; que les autres en soient heureux ou non, l'acceptent ou non, ne change rien. L'être humain est là ou non, indépendamment de cette volonté. Bien sûr que le petit être attendu, désiré, aimé dès le sein de la mère a seule chance de s'épanouir; cela ne prouve pas que celui qui n'est pas désiré et aimé n'est pas tout autant un être humain. Il est un être humain non désiré, non voulu: c'est tout.

Cette affirmation conduit à voir une sorte de contradiction dans le principe précédent. Car être non désiré, non voulu, constitue une forme de relation entre la mère et l'enfant: relation de rejet, de refus, mais relation quand même.

Un autre critère que l'on fait parfois intervenir pour dire que le fœtus n'est pas un être humain, est celui de l'*autonomie*. Le raisonnement est identique à la discussion précédente. Un des traits caractéristiques de l'être humain est l'autonomie. Il n'y a donc pas être humain s'il n'y a pas autonomie, comme c'est le cas du fœtus qui dépend totalement d'un autre pour exister.

Remarquons d'abord que cette notion d'autonomie est très relative. Bien sûr que le fœtus de trois semaines et même de trois mois meurt s'il est séparé de sa mère. Mais c'est vrai aussi du bébé de six jours ou de six mois laissé à lui seul. C'est vrai aussi du vieillard. C'est vrai même de l'adulte qui a évidemment plus de ressources personnelles, mais qui, de toute façon, a besoin d'autrui pour survivre. Tout est question de degré. Où mettre la démarcation? À trois mois, comme on le demande souvent? Mais au nom de quoi? Choix purement arbitraire. À six mois, au moment où le fœtus est dit «viable»? Mais il n'y a là qu'une différence de degré. Pourquoi pas trois jours après la naissance, comme le suggère un réputé médecin britannique, M. Crick, prix Nobel de médecine en 1962.

Bien plus, ne faut-il pas prendre l'argument à l'envers, et constater que l'œuf humain dès son origine jouit d'une certaine autonomie? Il est différent de la mère et se développe indépendamment d'elle, parfois à son détriment d'ailleurs. C'est ce que reconnaît la science génétique qui parle de code génétique et de programme déjà fixé du développement futur de l'être en gestation. C'est aussi ce que reconnaît la biologie qui constate l'individualité du fœtus: l'œuf, explique le biologiste V. Adamkiewicz, est si différent de la mère que l'un et l'autre se comportent à certains égards comme des tissus étrangers. «Si ce n'était de la protection de la barrière utérine, la mère ferait contre le fœtus une réaction allergique. Son organisme le détruirait ou le rejetterait comme il détruit et rejette n'importe quel autre tissu étranger que l'on voudrait lui transplanter... De même le corps de la mère constitue pour le fœtus un tissu étranger. Si ce n'était de la barrière de la protection utérine, le fœtus ferait contre la mère une réaction allergique. Il la détruirait en essayant de la rejeter, comme il détruira et rejettera après la naissance tout tissu étranger.[7]» Encore une fois la voie est fermée.

Examinons un autre critère d'ordre philosophique. Il n'y a pas être humain, dit-on, s'il n'y a un certain degré d'in-

---

7. V. Adamkiewicz, dans *Tarrab*, p. 128.

telligence et de créativité. Le critère de l'humain serait l'existence du cerveau. Il y a là une position fascinante, faite par exemple par le biologiste et chroniqueur scientifique Fernand Séguin. Pourquoi, dit-il, n'adopterions-nous pas, quand il s'agit de l'apparition de la vie, le même critère que lorsqu'il s'agit de sa cessation. Or, quand il s'agit de mettre fin à la survie de patients en phase terminale, le consensus s'est fait d'attendre la fin de la vie cérébrale constatée par l'électro-encéphalogramme plat. « Toute la question consisterait alors à savoir à quel moment du développement fœtal on peut déceler l'apparition d'un tracé électro-encéphalographique continu.[8] » Les travaux auraient porté sur des fœtus de cinq mois ; le tracé électro-encéphalographique était discontinu. D'où le fœtus de cinq mois ne serait pas être humain et l'avortement notamment en-deçà de trois mois serait sûrement admissible.

Cette position rejoint une vieille affirmation philosophique : il n'y a pas de vie humaine, s'il n'y a pas un support adéquat. Dieu, disaient les philosophes chrétiens du Moyen Âge, ne crée pas l'âme humaine s'il n'y a une matière apte à la recevoir. Argument difficilement réfutable, même si on peut critiquer son « applicabilité ». Quand y a-t-il support suffisant ? D'où la discussion épique entre théologiens pour déterminer le moment de l'animation du fœtus.

Fernand Séguin n'est pas dupe de la relativité de cet argument. Il parle de consensus. Il justifie l'avortement à trois mois, alors que l'activité cérébrale n'interviendrait de façon continue qu'à cinq mois. Et à ce biologiste qui propose de choisir cinq mois, un autre biologiste, Adamkiewicz, oppose que l'on détecte des ondes électriques quoique non continues à deux mois : preuve qu'il y a déjà une vie du cerveau à cette date. Et le progrès des instruments de détection permettra vraisemblablement d'aller plus loin encore.

---

8. F. Séguin, dans *Tarrab*, p. 121-122.

Fernand Séguin proposait ce critère en faisant une analogie avec le cas des mourants. Mais il y a là une différence formidable entre les deux situations. Dans le cas des moribonds, il n'y a plus d'espoir: toutes les possibilités sont éteintes; alors que dans le cas du fœtus, même s'il n'y avait pas encore d'activité cérébrale, tous les dynamismes et les potentialités y sont.

S'il est impossible de s'entendre sur le moment où commence la vie du cerveau, il reste que la primauté donnée au cerveau est juste. La vie cérébrale ou du moins la capacité de vie cérébrale est effectivement un critère essentiel de l'humain. Et la formulation philosophique de ce principe a beaucoup de poids. Il n'y a pas d'être humain s'il n'y a un support biologique apte à le soutenir. Cela militerait en faveur de l'«humanisation différée» du fœtus, même si on n'en peut fixer le moment.

À l'opposé, les tenants de l'«humanisation immédiate» ne manquent pas d'arguments non plus. Je ne parle pas d'arguments de gros bon sens, car le gros bon sens ne voit pas bien ce qu'il y a d'humain dans la morula ou l'œuf de 4 ou 5 jours. Il faut essayer de raffiner la discussion.

Le premier critère pourrait être celui de *l'origine et de la destination*. Si l'œuf provient de deux êtres humains, il ne peut être autre chose qu'humain. Comme le produit de l'accouplement de deux chiens ne peut être autre chose qu'un être d'espèce canine. Chacun agit selon sa nature, selon sa spécificité. De même, si l'être est sans conteste humain au terme de son développement, il ne peut être qu'humain dès le début. «Il est déjà un homme, celui qui le sera», écrivait au IIe siècle le philosophe Tertullien. L'œuf, en effet, dès l'origine est destiné à être humain. Il ne sera jamais rendu humain s'il ne l'est déjà dès le départ.

Pour séduisant que soit cet argument tout simple, il pose cependant des difficultés. Le cas des chimères d'abord, c'est-à-dire de ces êtres qui ne sont qu'un amas de cellules sans forme et sans avenir. Sont-ils humains? Le cas des monstres, ensuite, ou celui des anencéphales (fœtus sans cerveau, à tête complètement vide) sont plus controversés. Sont-ils humains? Plusieurs hésitent à l'affirmer. S'ils le font, c'est vraiment au nom d'un principe, et non à cause d'une certaine évidence. Et enfin, il y a les cas des jumeaux identiques. L'œuf n'est pas *un* être humain mais *deux*. Il serait donc gênant de mettre trop tôt l'identité personnelle, même si la constitution des jumeaux se décide très vite dans le développement de l'œuf.

L'argument est, évidemment, plus fort si on tient ensemble et l'origine et la destinée. Car, en fait, l'œuf de jumeaux n'est pas destiné à être *un* humain, mais *deux*, au moins très rapidement. Et le monstre n'est pas non plus tel quel destiné à être humain: laissons-le vivre, et il ne sera jamais davantage un être humain. Cela est très différent du cas de l'avortement: normalement le fœtus est destiné à être humain, et il le sera effectivement si l'on n'interrompt pas la grossesse.

À ce critère de l'origine et de la destinée on peut en ajouter un autre: *la capacité de vie consciente, de liberté et de communication*. On reprend ici des éléments déjà vus et exploités en sens opposé. La vie humaine, la personne est effectivement caractérisée par la conscience, la liberté, la relationnalité ou la communication à autrui; mais ce qui la définit strictement, n'est pas l'exercice de cette conscience et liberté (sans quoi les gens qui dorment, les déficients mentaux et même les petits bébés ne seraient pas des êtres humains), mais bien la capacité foncière de conscience, de liberté et de relation. Et comme le bébé de deux mois, de deux jours, a cette capacité, ainsi l'a le fœtus de cinq mois et celui de cinq semaines et celui d'un jour. Il faut se garder d'interpréter cette capacité en termes psychologiques ou en termes physiques: il s'agit d'un plan plus profond, philosophique. Il s'agit de potentialité.

Pour justifier que le fœtus est un être humain déjà, on peut faire appel à un autre argument ou mieux à une variante de l'argument précédent, plus proche de la sensibilité moderne. On part de l'idée que la vie humaine n'est pas quelque chose de statique, mais qu'elle est un *processus*, une histoire. La vie humaine n'est pas une chose cernable que l'on peut photographier, fixer. Elle est toujours en évolution: elle est changement, évolution. Elle passe par des étapes successives et diverses: vie fœtale, bébé, enfance, adolescence, adulte, vieillesse. À aucune de ces étapes on ne peut dire: voilà la vie humaine. Celle-ci est toujours au-delà des étapes, au-delà des formes qu'elle prend à chaque moment. Elle n'est pas une chose circonscrite dans l'espace et le temps. Elle est projet. Les étapes n'ont pas toutes la même qualité, la même densité: il s'agit toujours de la même vie humaine. Aussi bien sur le lit de mort qu'à l'âge adulte. On voit l'application à l'étape fœtale. La mort elle-même d'ailleurs ne se situe peut-être pas dans un instant: elle est un processus. Il y a des étapes de dégénérescence. Avant la dernière maladie, le processus de mort est déjà à l'œuvre depuis bien longtemps. Depuis l'âge de vingt ans. Depuis la naissance même, disent certains malins.

La vie humaine est ainsi un processus. Évitons de la fixer. Une énergie à l'œuvre sous des figures, des modalités, en constante évolution. Définir la vie humaine ne se fait pas avec les regards du photographe qui cherche à fixer un objet sur une pellicule, un objet identifié dans l'espace et le temps. Comment fixer un processus, une histoire? Définir la vie humaine, c'est dire une histoire, une évolution, une énergie en évolution, un projet. C'est aussi chercher et dire l'invisible. C'est au-delà des apparences que se situe la vie, la vie humaine. Au-delà des apparences, se trouve le réel, la réalité profonde. Ce sont là deux exigences du regard d'ordre philosophique: regard au-delà de l'instant, au-delà de l'objet, au-delà des apparences; regard sur une histoire; regard sur l'invisible.

De cette discussion d'ordre philosophique, on ressort un peu perplexe: il n'y a pas d'évidence. Les arguments en faveur de l'humanisation immédiate ont beaucoup de poids : argument d'origine et de destination, argument de capacité foncière et argument de processus dynamique. Ils présentent cependant des difficultés, et surtout ils ne contredisent pas l'argument essentiel de l'humanisation tardive, à savoir celui du besoin d'un support biologique à l'humain. Au terme il reste donc un doute, une hésitation. Ayons l'honnêteté de le reconnaître. Ne forçons pas les choses, ne « charrions » pas comme on dit, ni dans un sens, ni dans l'autre.

Personnellement, il me semble que les arguments en faveur de l'humanisation immédiate sont les plus forts, les plus marquants. Mais il reste un doute que je dois assumer. Le doute peut être encore plus fort chez d'autres. Il n'empêche pas toute décision car, dans la vie courante, il suffit souvent de parler d'être humain en formation. Et là-dessus tout le monde s'entend.

Le droit à l'avortement

Si l'avortement met en jeu le respect d'une vie nouvelle, il met en jeu aussi la liberté de la mère, le droit de la mère de disposer de soi et enfin le respect de la vie de la mère. Les enjeux ici sont multiples ou, à tout le moins, sont exprimés de multiples façons.

1. D'abord la *maternité responsable*. La maternité responsable est un acquis de notre culture et, disons même, de notre morale. Avoir un enfant quand la femme ou mieux quand le couple le veut bien, quand il le désire, quand il se sait prêt à le recevoir et l'éduquer. L'enfant doit être le fruit de l'amour, fruit du couple, et non destin, accident. Il n'y a donc rien à redire sur le plan éthique à la volonté de la mère de planifier les naissances ; au contraire cette volonté doit être reconnue, appuyée, supportée.

On ne peut cependant mettre sur le même pied tous les moyens de réaliser cette volonté. Cette volonté ne justifie pas tous les comportements. Elle n'est pas le seul élément à prendre en considération. Être responsable, c'est aussi tenir compte de l'ensemble des éléments que comporte une situation. On ne peut mettre sur le même pied la contraception et l'avortement. Celui-ci n'est pas un moyen contraceptif. Entre les gamètes isolés et l'œuf fécondé, il y a une différence essentielle : dans un cas, si invisible que cela soit, il y a un processus biologique engagé, une vie humaine en gestation.

Je ne dis pas ici que l'avortement est contraire à l'éthique. J'affirme simplement que pour en décider l'on ne peut considérer exclusivement le droit de la mère à mettre au monde un enfant quand elle le veut.

2. C'est au nom de la *libération de la femme* que l'on justifie parfois l'avortement. Il est évident que l'homme a imposé à la femme bien des contraintes. L'homme-législateur d'abord qui a fait des lois sans souci du bien-être des femmes. L'homme-conjoint ensuite qui a imposé souvent à sa femme des grossesses non désirées et des tâches familiales contraignantes et monotones. L'homme-citoyen enfin qui non seulement a organisé une société pour lui, mais plus concrètement s'est permis une «sexualité libérée» en en laissant porter tout le poids à la femme. Il y a donc un redressement à opérer. La femme a à conquérir un droit de parole, un pouvoir — et même un pouvoir sur l'homme — qu'elle n'a pas.

Mais ici encore, il faut voir si cette affirmation de la libération de la femme règle tout. Libre disposition de soi, bien sûr, pour un libre épanouissement de soi. Mais avons-nous tout dit en affirmant cela ? Cela justifie-t-il l'avortement automatiquement ? Non. C'est après avoir affirmé le droit de la femme à être elle-même, à vivre, à s'épanouir, que la réflexion sur l'avortement commence vraiment. Que signifie se libérer, s'épanouir, quel moyen prendre, etc. ? Et l'homme-mâle a tout autant besoin de libération : car, malgré les apparences, il est bien souvent «pogné» lui aussi dans notre monde. Je ne sais pourquoi l'homme-mâle serait exclu de la réflexion sur ce «problème de femme», même si l'histoire peut rendre méfiant à son égard : le monopole de la pensée exercé par l'homme dans le passé lui a permis de justifier tant d'asservissement de la femme. Mais est-ce bien un «problème de femme»? N'est-ce pas plutôt un problème humain, dont l'homme-mâle doit être tenu tout aussi responsable que la femme. Que chaque sexe aide l'autre à forger la société, à assumer sa vie, son identité sexuelle, ses responsabilités.

Libération de l'homme. Libération du processus biologique aussi. «Notre ventre nous appartient», est un slogan fascinant, percutant. Mais, comme beaucoup de slogans, il n'est vrai qu'en partie. Votre ventre vous appartient, oui, mais pas ce qui est dedans, quand cela s'appelle une vie humaine en gestation. Il faut faire valoir vos droits avant que cette gestation commence. On ne peut faire du fœtus une simple tumeur, une simple excroissance de la femme, pour mieux affirmer ses droits propres. Ce serait trahir la vérité.

De même faut-il se méfier d'une autre maxime, qui n'est qu'une demi-vérité : l'avortement est une affaire privée entre la femme et son médecin. Le législateur peut bien régler ainsi le problème. Mais, sur le plan éthique, cela n'est pas vrai. Car l'œuf est aussi la propriété de l'homme qui l'a produit et celui-ci devrait tout autant que la femme s'en reconnaître responsable. Bien plus, la société est concernée au niveau de la démographie, à celui de la politique de la santé, à celui de la protection des tiers et particulièrement des tiers plus démunis, des sans-défense. Et je n'ai pas parlé de cette vie en gestation qui est un élément essentiel de la relation femme-médecin. Il y a au moins trois êtres en cause.

Visant une libération réelle, il faut s'interroger sur les aspirations profondes, les besoins profonds, les moyens de les atteindre, les droits des autres qui sont mis en cause.

Encore une fois, je ne prends pas position ici sur la moralité de l'avortement, je dis que l'on ne peut régler ce problème en ne pensant qu'à la libération de la femme,

de même que l'on ne peut le régler sans inclure la considération de cette libération.

3. Le *droit au plaisir*, voilà un autre enjeu de la question de l'avortement. Droit à la vie sexuelle active, droit à
l'épanouissement sexuel, invoqué tant par la femme que par
l'homme. Il est incontestable que les contemporains sont
très sensibles à cet aspect de la réalité.

Cette maxime est pourtant très ambiguë. Il est évident
qu'il y a un éloge à faire du plaisir, et du plaisir sexuel. Peut-
on pour autant parler d'un droit au plaisir? Il semble que
non. Le plaisir n'est pas une fin. On n'agit pas pour le plaisir. Mais on peut agir avec plaisir. La moralité de la rencontre sexuelle ne dépend pas du plaisir qu'on y prend, mais du
sens qu'on y donne : exploitation de l'autre, simple détente,
érotisme, communion, don et engagement de soi.

D'un autre côté, le droit au plaisir existerait-il qu'il ne
justifierait pas pour autant l'avortement. Celui-ci soulève
une autre question : celle de la responsabilité face aux conséquences de nos actes. Recherche du plaisir, contraception
si l'on n'est pas en mesure de procréer et d'éduquer adéquatement, on comprend. Mais, s'il y a un être nouveau,
voilà un élément nouveau à considérer. Et ce n'est pas
le droit antérieur, pas plus que la volonté contraceptive
antérieure qui permet d'effacer le fruit de nos actes.

4. *L'incohérence des autres*. Dans le débat sur l'avortement, on évoque souvent le fait des religieuses catholiques
violées pendant la guerre d'indépendance du Congo en
1960, et l'autorisation de se faire avorter que leur auraient
donnée les plus hautes autorités catholiques. Si l'Église
catholique, le plus ardent protecteur de la vie fœtale,
admet des dérogations à ses principes, argumente-t-on, c'est
que ceux-ci ne sont pas très sérieux ou encore que d'autres
dérogations sont possibles. Et il y a bien des femmes en
situation plus pénible que les religieuses violées.

L'argument ne manque pas de sérieux mais il porte à
faux.

— Sa première limite est la faiblesse même d'une argumentation «ad hominem». Les autorités catholiques seraient-elles incohérentes, que cela ne rendrait pas pour autant l'avortement moral. L'Église en prendrait pour son rhume. Elle sortirait diminuée, mais le débat sur l'avortement resterait entier.

— Mais, plus important : les faits qui fondent cette argumentation ne sont pas vrais. Les autorités catholiques n'ont pas permis aux religieuses violées au Congo de se faire avorter, pas plus qu'elles ne l'avaient permis en 1944, lorsque les religieuses polonaises et hongroises ont été violées par les envahisseurs russes. Cette nouvelle a été inventée de toutes pièces par un journaliste belge, en mal de sensationnalisme, dans le journal *Le Peuple* du 21 décembre 1961. Le journaliste a fait une rétractation complète le 7 mars 1962.[9]

Incidences socio-culturelles

La question de l'avortement comporte non seulement des enjeux individuels, mais elle implique aussi des enjeux collectifs. Voyons un peu ces dimensions.

1. *Démographie.* Comme la contraception, l'avortement a une influence sur la démographie d'un pays. S'il aide à rabaisser le taux de fécondité des pays surpeuplés, il accentue dans d'autres régions le phénomène de baisse dramatique de population. Point n'est besoin pour notre propos de donner des chiffres. Qu'il suffise de sensibiliser à certaines dimensions que chacun et que chaque gouvernant doivent considérer.

Pour le Québec, le problème est celui de la baisse dramatique de la natalité. C'est à peine s'il y a un taux de renouvellement de la population. Divers problèmes

_____

9. *Cf.* M.M. Desmarais, *L'avortement, une tragédie*, Montréal, Éd. du Jour, 1973, 107-111.

sont alors soulevés. Celui de la pyramide d'âge d'abord. Il arrivera un temps où le nombre de personnes âgées à la charge de la société (c'est-à-dire concrètement à charge de la proportion de la population en âge de travailler) sera trop lourd. On se prépare des lendemains douloureux. Par ailleurs, si la population du Québec diminue, cela compromet aussi son développement: d'abord au sein du Canada où il devient une composante de moins en moins importante. Du tiers du Canada qu'il constituait, il y a quelques années, le Québec risque de ne constituer plus bientôt que le quart ou le cinquième. Cela change considérablement le rapport de force au sein de la fédération. Et si le Québec était souverain, la quantité de sa population reste toujours un élément important de sa force de pression et d'échange.

La situation socio-politique, économico-politique invite le Québec à se donner une politique nataliste. Il faudrait voir comment l'avortement se situe là-dedans. Car il est normal qu'une société, et chacun de ses membres pour une part, vise à une certaine cohérence.

2. *La cohérence politique.* Cette cohérence a aussi d'autres aspects. Il serait paradoxal, en effet, dans une société que d'un côté l'on s'efforce à grands frais de mettre toutes les ressources du progrès technique et scientifique au service de certaines vies (vies de prématurés, de bébés ou de vieillards) et que de l'autre l'on se débarrasse trop facilement par l'avortement des fœtus encombrants. De même, il est tout aussi incohérent qu'une société manque de milliers d'enfants à adopter, frustrant ainsi autant de couples à avoir une progéniture désirée, et par ailleurs accepte facilement d'en supprimer des milliers par l'avortement. Une société ne peut vivre longtemps dans une telle incohérence.

Ne serait-il pas beaucoup plus sain — et assez facile somme toute — d'ajuster les désirs des uns aux désirs des autres?

Il serait encore incohérent, et malsain, qu'une société restreigne les avortements et ne fasse rien pour aider les mères à être heureuses. C'est toute la question d'une politique de la famille qui est ici soulevée : aide à la naissance, congé de maternité, aide familiale, allocation familiale, garderie.

3. Le *sens moral*. L'avortement est lié à toute la question de la vigueur morale, de la santé morale d'un peuple. Dans le domaine des valeurs, tout est lié : on ne peut fermer les yeux sur ces implications.

Accepter l'avortement entraînera-t-il, à plus ou moins long terme, l'euthanasie ? Certains l'affirment vigoureusement, gauchement même. D'autres balaient la question d'un revers de main. Et pourtant, il faut y voir. Le mécanisme n'est peut-être pas simple. Le lien de l'un à l'autre n'est pas direct. Mais accepter l'avortement n'entraîne-t-il pas une dégradation du sens moral, une dégradation du sens de la vie, du souci de la vie, qui à la longue fera considérer la vie finissante comme encombrante ou sans valeur ? Et la vie des débiles ? La question vaut au moins la peine d'être posée.

L'euthanasie est liée à l'eugénisme. On juge de la qualité de vie, des vies qui méritent d'être conservées et de celles qui ne le méritent pas. Où cela mène-t-il ?

Un aspect important de cette interrogation est la possibilité de l'avortement eugénique. L'analyse du liquide amniotique permet de prévoir la condition du bébé : son sexe, sa conformation physique, sa santé, etc. Quand il ne correspondra pas à nos désirs, que ferons-nous ? Le plus grave n'est peut-être pas ici l'avortement, mais l'attitude que tout cela implique face à la vie, à l'accueil de la vie. Aura-t-on tendance à accueillir la vie comme un projet, un mystère à destination inconnue, ou à la recevoir comme un programme dont le développement est fixé d'avance ?

Le légal et le moral

Dans le chapitre I du volume sur la bioéthique, on a déjà distingué le légal du moral. Il importe d'y revenir brièvement ici. La nature et l'objectif de ces deux réalités ne sont pas les mêmes. Cela est lourd de conséquences.

On peut désirer une loi très libérale : le problème éthique de l'avortement reste posé à chacun. D'un autre côté, on peut porter un jugement sévère contre l'avortement sur le plan éthique : cela est compatible avec la promotion d'une loi libérale. La recherche au niveau éthique n'implique pas que l'on impose ou même que l'on cherche à imposer son opinion aux autres par la force de la loi, fût-on majoritaire : elle vise à se faire soi-même une idée claire et cohérente, quitte, si on y croit vraiment, à essayer d'en convaincre d'autres. La recherche, au palier législatif, correspond à des approches et à des objectifs différents.

Essayons de ne pas mêler ces deux approches dans le développement qui suit.

OPTIONS ÉTHIQUES

Tout le monde sait comment le jugement éthique sur l'avortement diverge d'un individu à l'autre, d'un groupe à l'autre. La foi religieuse des uns n'aide pas à plus d'homogénéité que l'incroyance des autres. Chez les catholiques, la position intransigeante des autorités[10] est loin de faire l'unanimité. Plusieurs catholiques et plusieurs théologiens ont publié des opinions diverses, suscitant d'âpres contro-

---

10. La doctrine catholique affirme que l'avortement est contraire à la morale, sauf l'avortement indirect dans certains cas très graves. *Cf.* Congrégation pour la doctrine de la foi, *La morale catholique et l'avortement*, nov. 1974. L'épiscopat canadien a rappelé plusieurs fois cette doctrine : 7 fév. 1968 ; 9 oct. 70 ; 6 avril 73 ; 13 mai 76. Voir aussi M. Marcotte et M.M. Desmarais, déjà cités.

verses dans la communauté chrétienne et même dans les mass-média[11]. Chez les Églises portestantes, les autorités adoptent généralement des positions un peu plus libérales. Elles sont tout autant contestées par leurs adhérants, les uns les trouvant trop strictes, les autres trop larges[12]. Chez les juifs, même divergeance d'attitude, sous le couvert d'un très grand respect de la vie. Les religions orientales sont dans le même bain[13]. Les humanistes athées sont eux-mêmes divisés. Pour les uns, comme Ivaldy[14], qui demandent un respect très strict de la vie fœtale, combien d'autres traitent la question avec désinvolture.

Mon propos n'est pas ici de me rattacher à l'une ou l'autre Église, ni à l'une ou l'autre chapelle, il est plutôt de réfléchir à partir des matériaux utilisés précédemment.

Mon point de départ est que l'embryon, dès l'origine, constitue une vie humaine en gestation, en devenir. Est-il humain déjà? Sur ce point demeure l'incertitude, plane un doute que j'essaie d'assumer aussi.

---

11. Voir par exemple les revues *Études* (nov. 70); *Lumière et Vie* 109 (août-oct. 72); *Vie Spir. Suppl.* 96 (fév. 71).
12. Voir la déclaration du Synode national de l'Église Unie du Canada en 1971 (cf. *La société québécoise face à l'avortement*, déjà cité, p. 120-125); la position du Conseil oecuménique des Églises en 1973 et intitulé *Abortion and the World Council of Churches*; la déclaration commune des hiérarchies catholiques et protestantes d'Allemagne fédérale en 1970 (cf. *Herder Korrespondenz*, n° 25, 1971, 86-92); le texte adopté par l'Église anglicane de Grande-Bretagne en 1966 et intitulé *Abortion. An Ethical Discussion* (Westminster 1965). Quelques théologiens protestants: C. de Mestral dans *La Société québécoise face à l'avortement*, déjà cité, p. 134-138; P. Ramsay, dans *The Morality of Abortion*, J.T. Noonan Éd., Cambridge, Harvard Univ. Press, 1970, 60-100; J.-M. Gustafson, dans *The Morality of Abortion*, déjà cité, p. 101-122.
13. Pour le judaïsme, l'Islam, voir F. et M. Guy *L'avortement*, Cerf, 1971, p. 171-175. Voir aussi I. Jakobovits, *Jewish Medical Ethics*, New York, Bloch Publishing Co., 1967, 170-192.
14. F. Ivaldy, *De l'avortement*, Paris, 1971, 43 p. Médecin, agnostique, tel se présente l'auteur au début du livre.

L'argument du doute

Beaucoup d'opposants à l'avortement tiennent le raisonnement suivant. Le fœtus est un être humain au sens plein du terme. Demeure-t-il un doute sur ce point que l'avortement reste contraire à l'éthique, parce que l'on ne peut jamais prendre le risque de tuer un être humain. «Dans un domaine aussi important que celui du droit à la vie, écrit M. Marcotte, il serait immoral de courir des risques.» Il n'est pas permis, par exemple, à un chasseur de tirer un coup de fusil sur un objet mouvant dans les broussailles, sous prétexte qu'il ne sait pas si cet objet est un homme ou une bête redoutable. En cas de doute, on s'abstient. Agir équivaudrait à faire fi de la vie humaine possible, à accepter dans son cœur le meurtre, à avoir «l'âme d'un criminel»[15].

Pour impressionnant qu'il soit, cet argument n'est pas convaincant. S'il s'agissait d'un doute facile à lever, ça irait. Mais non dans d'autres cas. Quand on a tout fait pour supprimer le doute, ce n'est pas avoir une «âme de criminel» que de choisir les valeurs évidentes et de prendre le risque. Il n'y a pas là mépris de la vie: si on était certain qu'il s'agissait d'un être humain déjà, on ne le tuerait pas. On agit justement parce que cela n'est pas certain. L'exemple du chasseur qui tire à la légère dans les broussailles n'est pas du tout identique.

L'argument de la contraception

À l'opposé, il faut éviter d'essayer de justifier l'avortement par des arguments qui valent pour la contraception. C'est une perspective que l'on entend souvent. Il me semble qu'elle ne vaut aucunement parce qu'il y a une différence substantielle entre les deux situations; je l'ai déjà évoqué à propos des enjeux.

---

15. M. Marcotte, déjà cité, p. 111-112.

La vie ne commence pas avec la fécondation. Le spermatozoïde, l'ovule sont des êtres vivants, des systèmes vivants. Ils portent dans leur noyau un message génétique «inscrit sur des rubans appelés chromosomes, au moyen d'un produit appelé acides nucléiques, et sous la forme de molécule chimique de différentes sortes.[16]» Pourtant, ni le spermatozoïde ni l'ovule ne sont encore des individus nouveaux. Ils font partie du père ou de la mère et portent le même massage génétique qu'eux. Mais au moment de la fertilisation, lorsque le message génétique du sperme se combine à celui de l'ovule, un être nouveau naît, différent de ses parents, quoique dépendant d'eux, et qui a le potentiel que nous savons.

Si l'on veut qualifier l'avortement sur le plan éthique, il faut donc tenir compte de cette situation. L'avortement n'est pas un moyen contraceptif comme les autres.

À la limite, cependant, on peut se demander si l'avortement serait acceptable en cas d'échec de la contraception. La question serait alors bien posée. Mais on voit que la réponse ne dépendra pas de la seule volonté antécédante de la mère.

La vie en gestation

Si l'on veut juger de la moralité de l'avortement, il faut éviter de dire: l'avortement est un homicide, donc il est immoral. Il y a là une pétition de principe. Il faut préciser, prouver que l'avortement est un meurtre. Car il n'est un meurtre que si le fœtus est une personne humaine. Cette forme de raisonnement, on le voit, tourne en rond. D'accord avec une partie de la tradition chrétienne, il faut éviter, me semble-t-il, d'assimiler purement et simplement l'avortement à un meurtre. Qualificatif irritant qui empêche toute réflexion un peu objective. Qualificatif d'ailleurs fautif puisqu'il «force» la réalité.

---

16. V. Adamkiewicz, dans *Tarrab*, p. 126.

La réflexion doit donc partir d'un fait: il y a un être humain en devenir. La question éthique est la suivante: cet «être en puissance» mérite-t-il le respect et la protection? C'est l'argument fondé sur ce que M. Marcotte appelle le «concept de potentiel fœtal». Et la réponse me semble affirmative.

«Cet argument tient mieux compte, je pense, de l'opinion et des objections de ceux qui croient que l'humanisation du fœtus n'est pas «donnée» du premier coup, mais est le fruit d'un développement; que l'homme ne surgit pas du fœtus de but en blanc, dès le début, ou à un moment précis, du processus de génération, mais que, tout le long de la vie fœtale, et même bien au-delà de la naissance, il progresse et s'accomplit, d'un mouvement continu, qui, petit à petit, actualise ses diverses potentialités: biologiques, psychologiques, socioculturelles. À ces gens-là, je dis: C'est bon, l'homme n'est pas, il n'est jamais, il devient; il passe son temps, sa vie, à devenir. Mais ce devenir, s'il n'est pas, au départ même, celui de quelqu'un, il est au moins le devenir de quelque chose. De quelque chose de vivant et même, en tout état de cause, d'humain, puisque, parti de l'homme, c'est vers l'homme, dès la conception, qu'il chemine; puisque, biologiquement parlant, il ne peut déboucher sur rien d'autre que l'homme: tout mouvement, dit Aristote, se définit par son terme. Or, ce devenir humain, brutalement, l'avortement l'interrompt; il détruit, à la lettre, dans l'œuf, ce quelque chose de vivant qui, peut-être, n'est pas encore un homme et n'en possède pas, à l'heure qu'il est frappé, toute la valeur, la dignité et les droits, mais qui, dans la ténèbre des entrailles maternelles, se prépare tranquillement à être un jour, en acte, ce qu'il est déjà en puissance; ce qu'il est donc, à l'instant même, plus réellement que n'importe quoi d'autre (plus réellement, par exemple, qu'aucun organe de sa mère): l'enfant, l'adulte, le vieillard de demain.[17]»

17.   M. Marcotte, déjà cité, p. 112-113.

Ce potentiel fœtal, cet être en puissance, cette personne en devenir mérite respect et protection. Le contraire serait mépriser notre propre devenir à chacun, notre propre histoire. Le contraire équivaudrait à dire que la racine vaut moins que la fleur et le fruit qui en sortira. Comment discriminer ainsi les étapes de la vie humaine, de toute vie humaine?

Il est difficile de parler de droit face à un fœtus de quelques jours. Un fœtus d'un jour a-t-il vraiment des droits? Mais il est beaucoup moins malaisé de comprendre qu'il a de la *valeur*. «Ce que le fœtus d'un jour porte, mystérieusement, dans l'exiguïté de son être corporel, c'est — comme le nouveau-né — tout l'avenir d'un homme; c'est le projet original de la nature (...) qui, au long du temps, doit s'accomplir en lui et ne peut s'accomplir qu'en lui. [18]»

C'est pourquoi il est difficile, sinon impossible, de parler d'un droit à l'avortement, d'un droit au sens strict à tout le moins. C'est la conclusion à laquelle est arrivée la Ligue des droits de l'homme du Québec dans son étude.[19] Tous les arguments en faveur de la libération de la femme, du droit au bonheur, du droit au plaisir, etc., ne peuvent contredire ce point. Ce qu'il peut y avoir cependant — et ce qui arrive souvent — ce sont des conflits: conflit de droit, conflit de valeur.

Le conflit de valeur

La vie fœtale exige respect et protection. Mais la vie de la mère, sa santé, son bien-être, exigent aussi respect et protection. Tout serait simple si ces diverses valeurs pouvaient être réalisées en même temps. C'est souvent le cas, heureusement. Mais il est des situations où il y a conflit

---

18. *Ibidem*, p. 114.
19. «L'avortement n'est pas un droit mais une mesure d'exception», titre de la conclusion de l'étude publiée par la Ligue des droits de l'homme, déjà cité.

irrémédiable. Il y a lieu de se demander alors s'il n'y a pas des valeurs qui, dans certaines situations, doivent l'emporter sur le respect de la vie fœtale. Il m'est avis que oui.

Lesquelles? D'abord la *vie* même de la mère. Cas rare, en pratique, dans nos pays modernes. Cas encore fréquents sous d'autres cieux. Cas révélateur — en tout état de cause — d'une certaine perspective morale. Il est inacceptable, en effet, en ces cas de dire comme certains catholiques par exemple: rien à faire, il faut essayer de sauver les deux vies, quitte à ce que les deux meurent. Cette attitude — froide et hautaine — me semble inhumaine, immorale. L'éthique ne peut accepter de se soumettre impuissante à une situation pareille quand il y a quelque chose de possible. L'éthique exige de choisir, au sein des situations même les plus pourries, le mieux possible à ce moment. Il faut choisir. Nous sommes condamnés à choisir. Ne rien faire est aussi choisir... choisir deux morts. Et s'il faut choisir, je ne vois pas pourquoi on privilégierait la vie fœtale (vie humaine en devenir) à la vie de la mère (vie d'une femme consciente, en quête de bonheur, en recherche de progrès, en lien avec des amis, des parents, une famille, responsable d'une tâche dans la société).

Et ce choix est d'autant plus justifié quand le fœtus mourra de toute façon avant de pouvoir être mené à terme.

Bref, il me semble que l'interruption de grossesse, l'avortement (puisqu'il faut l'appeler par son nom) est moral, acceptable sur le plan éthique, pour sauver la vie de la mère, quand il n'y a pas d'autre moyen efficace et qu'il y a urgence d'intervenir (c'est-à-dire impossibilité de retarder l'intervention jusqu'à ce que le fœtus soit viable). Que l'intervention porte sur un organe maternel malade, ou directement sur le fœtus, ne change rien.

Plus problématiques sont les avortements pratiqués pour protéger la *santé physique ou psychique de la mère gravement et irrémédiablement compromise.* Cependant, ici, il y a encore un conflit qui justifie de trancher en faveur de la femme. Je sais la difficulté du diagnostic et du pronostic, surtout quand il est question de santé psychique. Je connais des médecins qui disent *oui* quand la santé physique est en jeu, puisque le diagnostic est ici précis et scientifique, mais *non* quand il s'agit de la santé mentale, parce qu'il n'y aurait là que conjecture. L'éthique ne peut admettre cette distinction. Sur le plan des valeurs, en effet, qu'est-ce qui l'emporte, la vie physique ou la vie psychique et spirituelle? Aucun spiritualiste, ni aucun humaniste, ni même aucun humain, n'hésitera devant la réponse. Si donc l'avortement peut être moral quand la santé physique de la mère est gravement compromise, il en va de même quand la santé psychique est en cause. L'éthique exige des intervenants qu'ils agissent de manière compétente, prudente et responsable, voilà tout!

Pourquoi, en de telles situations conflictuelles, la santé de la mère l'emporte-t-elle sur la vie en gestation (je parle toujours de la santé qui serait gravement et irrémédiablement compromise par la continuation de la grossesse)? Par analogie avec la vie, la vie de la mère. Car le respect de la vie de la mère ne peut être réduit à sa dimension biologique. Parler de vie de la mère c'est évoquer la «qualité» de cette vie, quelque difficile à apprécier que soit cette expression. Le danger d'abus n'est pas, tel quel, un critère d'immoralité, même s'il convient d'en tenir compte. [20]

On pourrait rapprocher ce cas de celui de la «légitime défense», même si je n'aime pas trop ce rapprochement qui a été fait par le Haut Comité français de la population et de la famille[21]. Point n'est besoin de dire que

---

20. Le danger d'abus peut être plus facilement un critère pour déclarer un acte *illégal*. Mais c'est une autre question, que nous verrons plus tard.
21. Étude publiée à la fin de 1966. Cf. *Le Devoir*, 22 décembre 1967. La loi française a été changée depuis cette date.

le fœtus constitue un « injuste agresseur », — ce qu'il n'est pas en réalité — pour justifier le recours à ce principe, puisque ce principe n'a pas cette limitation. Même les moralistes catholiques traditionnels le faisaient jouer face à un agresseur innocent en certains cas d'extrême nécessité.

Par contre, je ne vois aucunement comment l'on pourrait, en théorie du moins, justifier sur le plan éthique l'avortement pour viol, adultère, famille nombreuse, risque de malformation de l'enfant. Quelque douloureuses que soient ces situations, elles ne comportent pas un bien, une valeur irrémédiablement compromise, qui légitime l'atteinte au fœtus. La société, si elle s'en donnait la peine, pourrait remédier aux maux qu'entraînent ces grossesses. Mais, d'un autre côté, si le viol, l'adultère, le risque de malformation, constituaient un tel traumatisme que la santé psychique de la mère fût en cause, l'avortement me semble justifié pour la raison rapportée précédemment. J'adopte ici la position de l'Église anglicane d'Angleterre, en 1965. Ce détour par la santé de la mère est considéré, par elle, comme le seul moyen de considérer certains avortements moraux sans tomber dans « l'intérêt personnel égoïste ».

À plus forte raison, l'avortement pour des motifs de bien-être de la femme me semble inacceptable sur le plan éthique. Le respect de la vie fœtale l'emporte sur certains inconvénients pour la mère : à la société et à la communauté humaine d'aider cette mère.

Une objection fréquemment entendue me vient à l'esprit, concernant le bien de l'enfant. Quand on sait toute l'importance, pour l'épanouissement futur de l'enfant, de son accueil par la mère, de son « acceptation », ne vaudrait-il pas mieux pour l'enfant non désiré de ne pas venir au monde ? Comme d'ailleurs pour l'enfant malformé ? Cela constitue sûrement un handicap, et de taille. Et pourtant cela justifie-t-il sa suppression ? Ne vaut-il pas mieux vivre ? N'y a-t-il pas possibilité d'un sain développement ? L'histoire quotidienne nous révèle parfois le miracle des ressources inouïes de la nature[22]. Si on n'a pas désiré l'enfant, est-il plus humain de le supprimer ou de s'efforcer de l'aimer, de commencer à l'aimer quand il est là? À la limite, de le donner en adoption? J'y reviendrai. L'avortement a été défini médicalement comme «l'interruption de grossesse avant viabilité». Plusieurs n'en tiennent pas compte dans la pratique. Cela implique cependant que de tuer un fœtus de six mois, sept mois, ne constitue plus un avortement, mais un meurtre au sens le plus strict. Aussi me semble-t-il qu'aucune raison ne puisse justifier un avortement d'un fœtus viable. Je ne vois aucun avantage escompté qui ne puisse être atteint dans ce cas par l'accouchement prématuré suivi ou non de l'adoption de l'enfant.

Quand on discute d'avortement, on parle peu d'adoption. Et pourtant n'y a-t-il pas là une voie susceptible de régler bien des situations difficiles. Même s'il est pénible pour une femme de mener sa grossesse à terme et d'en donner le fruit en adoption, cela n'est-il pas réalisable sans trop t'héroïsme? Préférable, en tout cas, sur le plan psychologique comme sur le plan moral, à l'avortement et même parfois à la garde de l'enfant? Surtout si le geste est vécu, non comme abandon, mais bien comme un don, un geste d'amour pour l'enfant qui sera reçu dans un foyer en quête d'un être à aimer et à éduquer, et pour le couple lui-même souffrant de sa stérilité.

Dans toute cette question d'avortement, il importe toujours d'allier deux attitudes: le respect et la protection de la vie fœtale, le respect et la promotion de la mère. Cela n'est pas toujours facile, on l'a vu. L'éthique impose parfois aux mères des requêtes difficiles. Cependant si une société

22. Le roman autobiographique de Marie Cardinal, Les mots pour le dire (Grasset-Fasquelle, 1975, 320 p.) illustre à la fois le cruel handicap dont souffre l'enfant non désiré et la résurrection à laquelle est parvenue l'adulte après une longue analyse psychanalytique.

ou si des individus s'entendent pour respecter la vie fœtale, même dans certaines situations conflictuelles, il faut à tout prix éviter d'en faire porter le poids à la femme, à la mère. L'éthique a aussi des exigences pour les éthiciens. Il serait immoral de proclamer des valeurs, des normes, et de laisser les gens démunis pour les observer. Plus je propose le respect de la vie fœtale, plus je dois travailler — par cohérence éthique — à rendre possible, concrètement possible aux femmes ce respect et cette protection.

ASPECT LÉGAL

La loi, ai-je rappelé précédemment, n'est pas de même nature et n'a pas les mêmes objectifs que la morale. La morale cherche à connaître (et à faire vivre) tout ce qui est requis pour la promotion humaine. Parce qu'elle est coercitive, la loi (code civil et code criminel) a un objectif plus limité et déterminé. Elle vise à aménager les conduites (et la liberté) de chacun dans le respect et la promotion des valeurs qui servent d'assises à une civilisation. Cela implique deux objectifs concrets : favoriser l'exercice de la liberté de chaque citoyen, dans le respect de la liberté des autres évidemment, et éduquer aux valeurs. Comment cela s'aplique-t-il, se concrétise-t-il dans le cas de l'avortement? Procédons méthodiquement.

Les objectifs spécifiques d'une législation sur l'avortement

Compte tenu de ce qui précède, il semble que l'on puisse déterminer trois objectifs spécifiques à une bonne législation sur l'avortement.

1. La loi devrait viser d'abord à *respecter le pluralisme* qui a cours dans la société canadienne. Or l'éventail des perceptions est très vaste. Pour les uns, le fœtus est infiniment digne de respect parce qu'il constitue une personne humaine au même titre que n'importe quel adulte bien portant. Pour d'autres, le fœtus n'est

qu'une excroissance de la mère; celle-ci en a l'entière responsabilité. Entre ces deux extrêmes, prennent place toutes les autres opinions.

2. La loi devrait viser à *diminuer, sinon à supprimer, les avortements clandestins*. Il y a là, en effet, un fléau social, difficile à chiffrer, mais sûrement imposant. L'avortement clandestin constitue un risque pour la santé de la mère parce qu'il est souvent fait par des charlatans. Parce qu'il se prépare et se réalise dans la clandestinité, il se passe dans des conditions psychologiques pénibles et ne comporte aucune aide à la mère. Enfin, comme il coûte malgré tout assez cher, il n'est accessible qu'à une proportion limitée de la population, ce qui peut constituer une certaine injustice sociale.

3. Enfin la loi sur l'avortement devrait *éduquer au respect de la vie*. Le respect de la vie humaine, en effet, est sûrement une valeur fondamentale de notre civilisation, et cela quelle que soit la qualité de cette vie: qu'il s'agisse d'un infirme, d'un débile, d'un vieillard, etc. Toute personne est digne de respect parce que chacune est unique et irremplaçable: liberté créatrice, cheminement, relationnalité. Ne pas respecter la vie d'un autre, c'est se dévaloriser soi-mêmes, parce que c'est dévaloriser « la » vie humaine et donner à d'autres le droit de « me » supprimer. Ne vouloir que des êtres sains — et que je juge sains — n'est-ce pas empêcher l'humanité de demeurer « humaine », miséricordieuse et altruiste? Il ne faut pas caricaturer en disant qu'accepter l'avortement c'est accepter l'euthanasie, etc. Non, tout est plus subtil. Mais il est clair que la législation influence les mentalités et les mœurs. Et cela d'une double manière. D'une part, en effet, les lois « tracent, d'une certaine façon, au regard des foules, la frontière entre le bien et le mal »[23]. D'autre part, des

23. M. Marcotte, déjà cité, p. 93.

lois trop libérales entraîneraient une certaine dégradation des mentalités: la vie fœtale serait sans importance, son respect serait une affaire privée. D'où risque de considérer l'avortement comme contraceptif facile et anodin, et risque de considérer la vie des infirmes et vieillards aussi comme des affaires privées, sans grande importance, etc.

Il est évident que l'ensemble de ces objectifs ne peuvent être réalisés intégralement. Certains objectifs en effet ne peuvent être totalement atteints. Le premier objectif, par exemple, est toujours défaillant; car ce qui suscite l'accord des uns soulève le mécontentement des autres. Encore moins les trois objectifs peuvent-ils être atteints simultanément. Par exemple, si l'on donne priorité au deuxième objectif, on diminue d'autant la réalisation de l'objectif troisième. Et l'inverse est aussi vrai. Une *bonne loi* sera donc celle qui établit le meilleur équilibre dans la réalisation de ces trois objectifs spécifiques.

Divers contenus de loi et leur valeur

Compte tenu de ces trois objectifs spécifiques, quelle législation faudrait-il établir sur l'avortement? De multiples formules de loi sont possibles. Analysons-en quelques-unes en nous efforçant de voir avec quel succès les trois objectifs spécifiques sont atteints par chacune.

1. À l'extrême droite, on peut penser à une *loi très restrictive*, qui ne légaliserait l'avortement que dans les cas où la continuation de la grossesse mettrait en danger la vie de la mère ou compromettrait gravement sa santé.

   Quelle serait la valeur de cette loi? Quelle réalisation des objectifs permettrait-elle?

   — Cette loi respecte-t-elle le pluralisme inhérent à notre société? Non. Elle équivaut en pratique à imposer à toute la population la position de l'Église catholique.

Certains catholiques répliquent qu'ils n'imposent rien au nom de la foi chrétienne, mais qu'ils agissent au nom de la morale humaine accessible à tous. D'accord. Mais il reste que cette loi imposerait quand même à tous le point de vue chrétien concernant la morale humaine.

— Cette loi très restrictive diminuerait-elle les avortements clandestins? Il est évident que non. La plus grande partie de ceux qui recourent à l'avortement, ou qui y songent, le font pour d'autres motifs que ceux permis par cette loi éventuelle.

— Cette loi serait-elle, enfin, éducatrice du respect dû à la vie humaine? Apparemment oui, et au maximum, parce que cette formule législative prend pratiquement pour acquis que le fœtus constitue un être humain. Elle n'admet d'exception que pour des motifs très graves. Mais concrètement, on peut se demander si une loi aussi restrictive atteindrait son but éducatif. Il est permis d'en douter. Paradoxalement, il semble qu'une loi qui apparaît trop sévère ou une loi qu'une bonne proportion de la population ne comprend pas, perde sa crédibilité et donc son impact, sa valeur éducative. D'une part, la loi ne serait pas appliquée: on essaiera de la contourner par toutes sortes de moyens. Et l'ingéniosité ne manque pas ici. D'autre part, cette loi ne favorisera pas la réflexion des gens, même si la loi créait partout des organismes d'aide aux femmes enceintes. Car pour recourir à ces organismes, (et éventuellement décider de continuer sa grossesse) il faut d'abord un préjugé favorable envers l'organisme d'aide. Or ce préjugé n'existerait pas pour une très grande proportion des gens.

2. À l'extrême opposé, on peut penser à une *loi très libérale*, qui légaliserait l'avortement sur demande. Il suffirait alors que la femme s'entende avec son méde-

cin. L'hôpital devrait les accueillir. L'assurance-maladie acquitterait toutes les dépenses.

Une telle loi remplirait-elle les trois objectifs spécifiques exposés précédemment?

— Et d'abord, cette loi respecterait-elle le pluralisme? Apparemment oui. Ceux qui pensent que le fœtus est la propriété de la mère seraient satisfaits. Les catholiques ne seraient évidemment pas obligés de recourir à la loi et n'auraient qu'à ne pas s'en prévaloir. Mais à y regarder de plus près, cette loi équivaudrait en pratique à nier que le fœtus est une personne humaine, voire même à nier que le fœtus est digne de respect, puisqu'elle admettrait l'avortement pour n'importe quel motif, y compris un simple caprice de la mère.

— Les avortements clandestins seraient-ils supprimés? Oui, ou, à tout le moins, ils seraient considérablement diminués. Mais il ne faut pas donner dans l'emphase ici non plus, il en restera. Il y aura toujours des gens pour préférer que leur nom n'apparaisse sur aucun registre d'hôpital ou de clinique. L'expérience dans certains pays semble confirmer cette intuition d'ordre psychologique.

— Cette loi serait-elle éducatrice du respect dû à la vie humaine? Rien n'empêcherait des organismes privés d'aider les mères dans le besoin à accepter et à prolonger leur grossesse, et donc de faire un travail d'éducation. Mais la loi elle-même (s'ils s'agit vraiment de légaliser l'avortement sur demande) ne contiendrait rien en ce sens. Elle implique que le fœtus peut être sacrifié pour un caprice. Elle ne remplit donc aucunement ce troisième objectif.

3. Entre ces deux extrêmes, on peut envisager tout un éventail de *lois permissives*. Il s'agirait de lois qui énuméreraient les divers cas — assez larges — dans lesquels l'avortement serait légal. Établissant des critè-

res, ces lois devraient donc impliquer la création de comités visant à analyser la situation et éventuellement à aider la mère. L'avortement ne serait pas réduit à une affaire privée : la société s'y impliquerait, s'y compromettrait. Diverses formules sont possibles. Signalons-en trois.

a) la loi pourrait contenir un critère assez large et en laisser l'interprétation évoluer au gré des médecins et des hôpitaux. Ainsi la loi pourrait permettre l'avortement dans les cas où la continuation de la grossesse risquerait de compromettre la santé de la mère (physique ou mentale).

b) D'un autre côté, la loi pourrait énumérer de manière rigoureuse et détaillée les critères qui permettraient de recourir à l'avortement. Il s'agirait de motifs sérieux et graves, comme la menace pour la vie ou la santé de la mère ; le risque d'enfant malformé, les cas de viol et d'inceste, le risque de misère pour la femme, l'enfant éventuel, le foyer.

c) Enfin, on peut imaginer une loi encore plus permissive, qui ajouterait aux motifs cités au «b» le bien-être de la femme ou du foyer. Cette formule se rapproche de l'avortement sur demande, mais s'en distingue sur un point important : elle indique les limites à l'intérieur desquelles l'avortement serait légal. Ce faisant elle connote que l'avortement n'est pas une affaire strictement privée ; elle exige la constitution d'un comité qui jugerait avec la femme de la pertinence de sa demande, et donc qui serait susceptible de lui offrir information et aide.

Quelle serait la valeur de ces lois permissives? Comment les objectifs signalés y sont-ils atteints?

— Le respect du pluralisme? Ni les extrémistes de gauche, ni les extrémistes de droites ne seraient satisfaits d'une telle loi. Mais ni les uns ni les autres ne seraient non plus radicalement froissés. Les catholiques, en effet, y trouveraient leur compte (surtout les formules «a» et «b») en ce que la loi impliquerait que le fœtus est digne d'un important respect, que la société essaie de diminuer, sinon d'empêcher les avortements, et que seuls des motifs sérieux y donnent accès. Par ailleurs, une très large proportion de la gauche serait satisfaite: certains parce qu'ils seraient totalement d'accord avec ce point de vue, d'autres parce qu'ils admettraient qu'il s'agit là du meilleur compromis. Au fond, il ne resterait que les irréductibles, les extrémistes des deux camps. Il semble donc que ces formules présentent le meilleur aménagement.

— Quant au deuxième objectif, la diminution des avortements clandestins, il serait atteint lui aussi pour une large part (surtout avec les sous-formules «c» et «b»). Ces formules, en effet, intègrent les motifs pour lesquels les gens recourent le plus fréquemment à l'avortement, pour autant que l'on puisse le savoir.

— Reste le troisième objectif spécifique, l'éducation aux valeurs. Ces formules de lois sont-elles éducatrices du respect de la vie? Compte tenu des discussions déjà signalées, l'on conviendra que «oui». Véritablement. Surtout avec les formules «a» et «b». Toutes ces formules, en effet, impliquent fortement que le fœtus est digne de respect et qu'il faut un motif sérieux pour y attenter. Par ailleurs, n'étant pas trop rigide, la loi est grandement crédible. Et les comités que la loi créera obligatoirement pourront facilement faire un travail positif d'aide: information sur les inconvénients de l'avortement (d'ordre médical, psychologique, moral); possibilité d'aide pour mener à terme sa grossesse; information sur la contraception pour prévenir d'autres grossesses indésirées; etc. Compte tenu des motifs énumérés dans la loi, la composition du comité ne saurait être, en effet, limitée à des médecins: il y aurait place pour des psychologues, des travailleurs sociaux, des infirmières. Et, par conséquent, une place beaucoup plus grande pourrait y être faite à des femmes: ce qui ne serait que très normal et bénéfique.

Établir des priorités

Aujourd'hui, l'avortement est moins un problème médical qu'un problème psychologique et humain. C'est à ce niveau qu'il faut l'aborder. D'un autre côté, compte tenu de l'évolution de la civilisation, on ne peut plus — mais plus du tout — s'en remettre à une loi pour interdire un acte que l'on ne voudrait pas voir pratiquer. La loi est facilement transgressée et l'acte accompli d'autant plus allègrement que l'interdiction ajoutera à la volonté abortive le désir de transgression: attrait du défendu, agressivité contre des structures dites aliénantes, etc.

Il faut donc savoir établir des priorités. Le plus important est d'aider la femme qui ne désire pas continuer sa grossesse à trouver la meilleure solution pour elle, son foyer, les enfants qu'elle a déjà. Et dans une société évoluée comme la nôtre, ce serait un non-sens que de laisser cette aide à l'initiative privée. L'aide doit être institutionnelle, inscrite dans la loi.

Une seconde priorité qui s'impose aujourd'hui est de laisser le plus large possible la marge de liberté de la femme, compte tenu cependant des autres valeurs en cause. Même si personnellement on trouve qu'elle pourrait abuser de sa liberté.

Une troisième priorité, enfin, consiste à rechercher une loi qui soit applicable dans la pratique. «En effet, il est préjudiciable au bien commun d'édicter une ou des lois dont l'application est pratiquement impossible», écrit l'épiscopat canadien en 1966. La transgression continue d'une loi — transgression impunie — conduit à prendre toute loi en dérision et à perdre le sens du bien commun. À rechercher un trop grand bien, on manque un moindre bien qui pourtant aurait été accessible.

Ceci soit dit, sans rejeter les réflexions faites précédemment sur les trois objectifs spécifiques que devrait viser la législation sur l'avortement. Mais alors comment inscrire tout cela dans une loi? Quelle loi faudrait-il?

La législation attendue

Au vu de tout ce qui précède, il me semble évident qu'il faut de toute nécessité une loi qui établisse un mécanisme d'aide à la femme qui ne désire pas continuer sa grossesse. En réalité, l'organisme pourrait être encore plus large et offrir de l'aide à toute femme enceinte, même à celle qui désire garder son enfant. Compte tenu de l'objectif global de ce comité d'aide, il devra être composé non seulement de médecins, mais aussi de travailleurs sociaux, psychologues, infirmières, etc. Il pourrait normalement être composé en majorité de femmes, pourquoi pas, même s'il est difficile d'inscrire cela dans une loi. Ce comité devrait avoir des pouvoirs assez larges pour lui permettre de remplir tous les objectifs qui s'imposent : aide psychologique, (écoute, compréhension, information, conseil), aide pécuniaire au besoin, aide technique (poursuite des études, pension discrète, etc.), aide médicale enfin pour les cas où une thérapie s'impose et pour le cas où l'avortement est indiqué.

L'objectif d'un tel comité — et d'une telle loi — ne serait pas explicitement d'amener la femme à renoncer à son projet d'avortement, mais bien de l'aider concrètement à prendre une décision responsable. Aider à démêler ce qui se passe en elle, les motifs qui la poussent; l'aider à comprendre ce qu'est un avortement, les inconvénients psychologiques et médicaux, les valeurs en cause; l'informer de toutes les modalités d'aide que la société met à sa disposition si elle décide de continuer sa grossesse; valoriser l'adoption; etc.

Le rôle humanitaire et éducateur de la législation ainsi assuré, la loi devrait, quant à son contenu, être assez permissive (formule 3) *i.e.* permettre un éventail assez large de motifs d'avortement. C'est la formule, en effet, qui permet le meilleur équilibre dans la réalisation des trois objectifs spécifiques que nous avons décelés. Par ailleurs, cette permissivité est requise pour l'efficacité de la première mesure proposée. En effet, si les motifs d'avortement légaux sont restreints, presque personne ne recourra à l'aide offerte par le comité. Au contraire, si la loi est large, beaucoup de femmes en désarroi — sinon presque toutes — y recourront. La société pourra les aider, certaines accepteront peut-être de continuer leur grossesse, d'autres choisiront l'avortement, mais dans des conditions plus humaines.

À l'intérieur de la formule 3, personnellement, je préfère la formule 3b, qui me semble assez large, tout en requérant un motif sérieux pour permettre l'avortement (voir le rôle éducateur de la loi). Mais si la loi fixe bien les objectifs d'un comité d'aide à la femme, je me rallierais facilement à la formule 3c, même si le motif ajouté, personnellement, me semble mince. La loi jouerait encore — assez adéquatement — son rôle global.

Cette solution n'est pas si inédite qu'elle peut en avoir l'air de prime abord. D'autres l'ont suggérée déjà. Certains pays, comme le Danemark, ont une loi qui s'inscrit assez bien dans cette ligne: motifs très larges acceptés; demande étudiée par une commission; commission composée d'un gynécologue, d'un psychiatre et du directeur du centre d'aide aux mères. En 1966, sur 8000 demandes d'avortement 4000 ont été accordées. En cas de rejet de la demande par la commission, le «Centre d'aide maternelle» prend la femme en charge: seulement 20% de ces femmes eurent recours à l'avortement clandestin; les autres ont mené leur grossesse à terme[24].

Une bonne loi ne devrait d'ailleurs pas craindre les distinctions et les détails, y compris des détails techniques, même si elle prête alors moins bien à des discussions publiques. Ainsi, me semble-t-il, la loi devrait préciser un terme au-delà duquel l'avortement ne pourrait avoir lieu.

Inquiétude des chrétiens

Certains catholiques ont tendance à vouloir que la loi entérine leur morale. Et même, plus ils sont sincères, plus ils sont convaincus que leur foi et leur morale sont vraies, plus cette tendance est profonde en eux. Aussi ces chrétiens sont-ils mal à l'aise devant toute législation qui permet l'avortement (loi actuelle et, surtout, élargissement éventuel de cette loi). Cette attitude se comprend très bien. Elle mérite même beaucoup de respect, parce qu'elle dénote une conviction et un souci de cohérence très grands. Mais peut-être ces chrétiens oublient-ils certaines dimensions de la question.

Le respect de la vie — y compris la vie fœtale — est une valeur humaine et chrétienne. Mais il y a aussi d'autres valeurs en jeu ici. Notamment le respect de la femme, le respect de la liberté de la femme. Jésus a invité à faire le bien. Il n'a pas empêché par la force, voire la force de la loi, la réalisation du mal[25].

---

24. *Cf.* et M. Guy, *L'avortement*, déjà cité, p. 108-109.
25. À l'encontre de la position du Vatican, les évêques catholiques des pays nordiques vont jusqu'à écrire que la loi ne doit jamais *obliger* une femme à poursuivre sa grossesse: «à l'exception des cas extrêmes où il faut considérer une femme comme inapte à prendre elle-même une décision responsable, c'est à la femme précisément qu'il revient de faire un choix personnel» (*Cf.* texte complet de cette déclaration dans le livre publié par La Ligue des droits de l'homme du Québec, déjà cité, p. 125-134). Je ne suis pas allé si loin.

Un autre aspect est à prendre en considération. Si les catholiques veulent avoir place au débat public et y exercer une influence, comme ils en ont la responsabilité, ils doivent accepter les règles du jeu humain. Or à vouloir être trop intransigeants, ils se marginalisent et perdent toute influence. Si la communauté chrétienne veut être écoutée quand elle demande des mesures d'aide aux femmes enceintes, etc., il faut qu'elle soit recevable, audible. Si elle maintient sa requête d'une loi restrictive, elle ne le sera pas. (Ceux qui ont l'habitude des réunions et des discussions en groupe connaissent sûrement de ces gens que l'on n'écoute plus : on les laisse parler, par respect, mais on ne prête aucune attention à ce qu'ils disent, même si cela peut avoir de la valeur. Les bonnes idées sont compromises par le personnage.) Les médecins catholiques qui refusent toutes participations à l'avortement — y compris même de faire partie d'un comité d'avortement thérapeutique — exercent un droit strict mais ils s'excluent par le fait même du débat en cours, et ne collaborent pas à l'établissement d'une politique plus humaine. Quand on reste en dehors d'un débat, il est difficile de faire la leçon aux autres. Le fait-on quand même que l'on n'est guère écouté. De même les hôpitaux catholiques qui refusent de s'impliquer, refusent par le fait même d'avoir droit de parole et d'aider à établir les mécanismes adéquats d'aide aux femmes enceintes.

Il y a chez certains chrétiens une espèce de complexe des « mains propres ». Ne voulant pas être complices du mal, ils se drapent d'intransigeance et refusent de s'immiscer dans le monde concret. Ils refusent de se salir les mains. Un peu comme les femmes respectables du temps de saint Vincent de Paul refusaient de s'occuper des enfants nés hors mariage sous prétexte qu'ils étaient des « enfants du péché ». Cette attitude — parfois courageuse — donne bonne conscience. Mais pendant ce temps, on ne se soucie pas du « monde » : on ne se soucie pas du monde réel, ni des conséquences de sa marginalité. Bien sûr que si l'on demandait une loi plus large, bien sûr que si l'on changeait de politique dans les hôpitaux catholiques, bien sûr que si l'on travaillait dans un comité d'aide aux femmes enceintes et surtout dans un comité d'avortement thérapeutique, l'on serait «complice du mal» parfois. Mais songe-t-on aussi à tout le mal qu'on pourrait empêcher, à tout le bien qu'on pourrait faire: aider une personne en détresse, l'amener parfois — souvent! — à garder son enfant, prévenir de nouvelles grossesses indésirées, etc. Au nom même du respect de la vie, au nom de l'Évangile, le chrétien n'a-t-il pas à s'impliquer concrètement dans la vie, à se «salir les mains», quitte à paraître complice du mal?

II

La stérilisation

On rencontre de plus en plus fréquemment aujourd'hui des hommes et des femmes qui, ne voulant plus avoir d'enfants, recourent à la stérilisation. Aux États-Unis, de 1957 à 1970, le nombre d'hommes qui ont obtenu la vasectomie est passé de 50 000 à 750 000. Que certains le fassent dans un but purement hédoniste, c'est indéniable: certains se regroupent en club et arborent fièrement un blason au revers de leurs vestons. D'autres le font pour des motifs plus sérieux: éviter à leur femme déjà chargée d'enfants une grossesse non désirée. Des femmes recourent aussi à la ligature des trompes, pour des motifs là aussi des plus divers: liberté sexuelle, protection de la santé, objectif eugénique. Au Québec, l'intervention chirurgicale est couverte par l'assurance-maladie. La stérilisation, comme moyen de prévenir la grossesse, est devenue un moyen dont on parle couramment, et qu'on envisage de plus en plus facilement.

Dans les milieux d'handicapés mentaux, la question de la stérilisation est aussi à la mode: c'est le sujet de multiplies congrès et publications. Doit-on ou non stériliser les handicapés pour éviter qu'ils ne procréent une descendance tarée ou pour prévenir la naissance d'un enfant qu'ils ne sauraient éduquer convenablement? Divers pays obligent certains de leurs ressortissants à la stérilisation.

Deux provinces canadiennes ont déjà eu des lois en ce sens. On songe, comme malgré soi, aux expériences nazies de stérilisations eugéniques. Aux États-Unis, la Cour suprême a déclaré toutes ces lois anticonstitutionnelles. Voilà quelques exemples de l'actualité et de la complexité de la question de la stérilisation. Avant de porter un jugement moral, essayons d'en voir la situation scientifique.

ÉTAT DE LA QUESTION

La stérilisation est une forme particulière de mutilation : la mutilation d'un organe ou d'une fonction organique. On peut la définir comme l'action qui a pour effet de rendre incapable d'engendrer. Cette intervention revêt un caractère spécial à cause du rôle des organes affectés : rôle à la fois individuel et social [26].

Les situations

L'introduction a déjà permis d'évoquer la multiplicité des situations où la question se pose. Les scientifiques distinguent trois formes de stérilisation : thérapeutique, eugénique, contraceptive.

26. Diverses informations chez Odette Thibault, « La maîtrise de la vie sous son aspect qualitatif », dans *Le pouvoir de l'homme sur la vie* p. 13-43 ; G. Leach, *Les biocrates manipulateurs de la vie*, p. 35 ; C. Dallaire, « Intégration du diagnostic prénatal des maladies génétiques à la pratique médicale » dans *Can. Méd. Ass. Journal*, 115 (oct. 76) 713-714 ; M. Marcotte, « La vasectomie », dans *Relations* 378 (janv. 73) 16-20 ; *La sexualité des handicapés*, XVIIᵉ Colloque international de sexologie, polycopié, Louvain, 1975. R.A.H. Kinch, « Le contrôle des naissances chez le déficient mental », conférence fait au colloque organisé à Montréal en mai 1977 par le CQEE, la FQPN et le module Education-Sexologie de l'UQUAM.

La *stérilisation thérapeutique* est celle qui est faite dans le but d'arrêter ou de ralentir l'évolution d'une maladie (stérilisation curative) ou dans le but d'éviter qu'une grossesse n'aggrave sérieusement une maladie existante (strérilisation préventive de grossesse). Chez l'homme, l'indication thérapeutique est très rare, par exemple, l'épididymite récidivante. Elle est beaucoup plus fréquente chez la femme, où elle peut être de sources variées :

— *médicale* : toute condition médicale chronique qui est aggravée par une grossesse future. Exemple : hypertension artérielle sévère, pathologie rénale, troubles cardiaques.

— *gynécologique* : toute pathologie gynécologique existante qui pourrait être aggravée par une grossesse nouvelle. Exemple : cystorraphie.

— *Obstétricale* : certaines indications d'ordre obstétrical. Par exemple deux ou plusieurs césariennes : après sensibilisation au facteur Rh ; femme diabétique avec naissance de bébé mort-né.

— *psychiatrique* : les cas de grossesses qui peuvent aggraver une psychose existante ou en provoquer une.

À ces stérilisations directement recherchées, on peut joindre les situations où la stérilisation n'est pas elle-même voulue mais se révèle être la conséquence d'une intervention par ailleurs thérapeutique. Il s'agit alors d'une intervention sur un organe malade, laquelle intervention entraîne la stérilisation, par exemple : radiation pour guérir un cancer de l'utérus ; ablation de l'utérus ou des ovaires ; castration.

La stérilisation eugénique est celle qui est faite dans le but d'empêcher de mettre au monde des enfants tarés physiquement ou mentalement ou encore des enfants qui seraient placés dans des conditions sociologiques très difficiles. Deux situations principales se présentent ici. La première concerne des parents vraisemblablement incapables d'élever convenablement une descendance. Pensons à certains débiles mentaux, à certains alcooliques ou à des drogués. La seconde situation concerne les gens (débiles ou non) qui risquent d'avoir une descendance lourdement tarée. Il ne s'agit pas ici de se laisser emporter par la sentimentalité. Beaucoup d'handicaps ne sont pas héréditaires. Et les risques sont eux-mêmes très divers: risques plus ou moins grands statistiquement, risques d'un handicap plus ou moins grave qualitativement.

Certaines enquêtes ont démontré que plusieurs débiles, notamment des débiles profonds, n'ont pas de désir d'accouplement. Quand il y a coït, il y a moins de fécondité que dans la population dite normale. Mais, d'un autre côté, deux débiles qui procréent courent 40% de risque d'enfanter un enfant anormal; le risque tombe à 11% si un seul des partenaires est débile; par comparaison avec 1% de risque lorsque le couple est dit normal.

On connaît plusieurs maladies génétiques qui sont héréditaires. On a même calculé scientifiquement la fréquence du risque. Parmi les maladies génétiques, il n'y a que 2% de maladies chromosomiques héréditaires, mais les maladies géniques (c'est-à-dire celles qui touchent l'absence d'un gène ou d'un groupe de gènes) sont toutes héréditaires. On connaît au moins 300 maladies de ce genre. Si le gène est dominant, il y a d'ailleurs une chance sur deux que la tare apparaisse dans la descendance; alors que si le gène est récessif, le risque n'est que de 1 sur 4.

D'autres maladies, qui ne sont pas héréditaires, se retrouvent pourtant fréquemment chez les nouveaux-nés. Prenons l'exemple du mongolisme, qui touche 1 nouveau-né vivant sur 600. Des études ont permis de découvrir que le risque de donner naissance a un enfant mongolien dépend étroitement de l'âge de la mère: la femme de moins de 30 ans risque $1/2000$; celle de 35 à 39 risque $1/300$; celle de 40 ans et plus $1/35$.

Le diabète, lui, est héréditaire dans 30 à 50% des cas. Mais le progrès médical permet à ceux qui en sont atteints d'avoir une vie à peu près normale. Le progrès de la médecine et de l'hygiène pose justement un nouveau problème. D'une part, on ne peut que se réjouir de constater que la médecine guérit ou améliore considérablement la qualité de vie de nombreux malades et handicapés. Mais, d'un autre côté, le patrimoine génétique de l'humanité s'en trouve globalement affecté. Des gens qui « normalement » (j'entends par le jeu de la sélection naturelle) seraient décédés en bas âge, vivent maintenant jusqu'à l'âge de procréer et procréent parfois effectivement, augmentant ainsi la dégénérescence du bagage génétique de l'humanité. Plusieurs scientifiques commencent à crier gare.

Peu de personnes songent vraiment à tuer les enfants nés gravement handicapés[27]. Plusieurs prônent cependant l'avortement eugénique: l'analyse du liquide amniotique permet aujourd'hui une très grande prévision (voir le chapitre précédent). Nous n'envisageons ici que la stérilisation préventive. Les personnages à hérédité très chargée peuvent très bien vouloir ne pas procréer. Dans d'autres circonstances, les parents ou tuteurs d'un débile mental peuvent aussi songer à faire stériliser leur enfant. Et enfin la société, intéressée à la protection de son patrimoine génétique, peut aussi songer à rendre légalement obligatoire la stérilisation de certaines personnes à risque trop élevé. Autant de facettes de la question de la stérilisation eugénique.

La *stérilisation contraceptive* est celle qui est envisagée sans motifs thérapeutiques ou eugéniques, mais dans le

---

27. C'est pourtant la position du docteur Crick, Britannique, prix Nobel de médecine en 1962, qui propose de fixer le début de la vie humaine deux jours après l'accouchement. Cette mesure permettrait d'examiner les nouveaux-nés en toute tranquillité et de supprimer les mal-formés. Rapporté par F. et M. Guy, *L'avortement* (Cerf, 1971) p. 188.

seul but d'empêcher la procréation. Elle peut intervenir dans un but hédoniste, je l'ai déjà signalé : elle peut être désirée aussi dans un but sérieux : par exemple, chez un couple qui a déjà plusieurs enfants et qui juge que sa famille est terminée ; chez un couple économiquement faible ; chez une femme épuisée par plusieurs grossesses, etc. À la limite, ce motif contraceptif se rapproche d'ailleurs des deux précédents : femme de 40 ans qui craint vaguement la naissance d'un enfant difforme, femme à faible santé physique ou psychique qui en a assez des enfants déjà nés.

Si donc on compte la stérilisation parmi les méthodes contraceptives, on pressent l'ampleur des motifs qui peuvent y conduire. Concrètement d'ailleurs, c'est cette troisième forme qui est la plus fréquente.

Par rapport aux autres moyens de prévenir les naissances, la stérilisation offre l'avantage d'être un moyen facile et sûr. Facile, parce qu'elle élimine presque tout risque de descendance non désirée. Par ailleurs, la quasi-irréversibilité de l'opération en fait une intervention lourde de conséquences. Nous y reviendrons.

Parmi ces trois situations, la stérilisation thérapeutique et la stérilisation eugénique sont les plus dramatiques ; la stérilisation contraceptive reste la plus fréquente.

Les moyens

Les méthodes de stérilisation sont évidemment multiples. Divers aussi leurs effets et leur «recommandabilité».

Je n'insiste pas sur les interventions chirurgicales sérieuses qui impliquent l'ablation d'un organe : utérus, ovaire, trompe, testicule. Il est par trop évident — et reconnu par tous en pratique, me semble-t-il — que seuls des motifs thérapeutiques graves les justifient. Il en va de même pour l'irradiation. Mais la question est différente pour la vasectomie et la ligature des trompes, qui passent facilement pour des interventions bénignes et sans conséquences.

La vasectomie. Elle consiste dans la section ou la ligature des canaux déférents : opération bénigne qui peut être pratiquée dans le bureau d'un médecin en une vingtaine de minutes. Il s'agit donc d'une technique aisée et efficace. Mais voyons-y de plus près.

— Risque physique : normalement, l'homme vasectomisé ressentira une légère douleur pendant quelques jours, et c'est tout. Mais il peut arriver, parfois, qu'un hématome se produise. Ceci est alors très douloureux et dure plusieurs jours.

— Efficacité : sur le plan de l'efficacité, on dit partout qu'il s'agit d'une méthode efficace à 100%. Certains hôpitaux rappellent cependant à leurs médecins que la stérilité ne peut être garantie totalement. S'agit-il alors d'une intervention chirurgicale mal faite ? Peut-être. Le candidat doit pourtant tenir compte de cette éventualité. De toute façon, la vasectomie n'entraîne pas immédiatement la stérilité : il faut attendre une période de 3 mois, vraisemblablement pour permettre aux spermatozoïdes qui se seraient logés dans divers lieux de s'échapper. Et pour être certain, l'homme devra également se soumettre à des examens périodiques du sperme afin de vérifier l'efficacité de l'intervention.

— Réversibilité : si elle réussit, cette opération est vraisemblablement permanente et irréversible. La chirurgie «reconstructive» pouvant ramener la fertilité est irréalisable dans la majorité des cas. Surtout dans les cas où, pour plus de sécurité, le chirurgien a coupé et enlevé une partie des canaux déférents. Certaines statistiques font état d'une réversibilité assez grande — jusqu'à 50% —. Il faut bien se dire qu'il s'agit des cas où il n'y a pas eu section des canaux déférents. Et encore faudrait-il voir — ce que les enquêtes ne révèlent pas — si le succès de la réversibilité est calculé sur la fécondité effective obtenue ou sur la présence de spermatozoïdes dans le sperme (ce qui ne garantit pas le retour effectif de la fécondité).

— *Séquelles psychologiques.* Malgré l'idée répandue en certains milieux, la vasectomie ne diminue en rien le désir érotique, ni n'affaiblit la capacité sexuelle. Certains hommes pourtant le craignent; et cela peut provoquer chez eux une angoisse qui nuit à la bonne entente du couple et même à son harmonie sexuelle. L'homme peut aussi ressentir la vasectomie comme une perte de virilité, surtout si celle-ci fut plus ou moins subrepticement imposée par sa partenaire. L'homme se sent alors castré, infériorisé. En compensation, il peut devenir brutal, justement pour prouver sa virilité et son autonomie. Aussi plusieurs psychiatres insistent-ils sur les conditions préalables à l'acceptation de toute vasectomie.

— *Désordres immunologiques.* Il n'est pas certain enfin que la vasectomie ne provoque certains désordres immunologiques. Certains refusent de les voir[28]. D'autres attirent justement l'attention sur ce point puisque la santé concerne l'équilibre des forces dans l'ensemble du corps humain. Il semblerait que les spermatozoïdes (bloqués dans les canaux déférents) se diffuseraient dans l'ensemble du corps, jouant le rôle d'antigènes ennemis (comme les virus). Le système immunologique mettrait alors toutes ses énergies à se défendre contre ces «ennemis» du dedans; il n'en aurait plus contre les ennemis extérieurs, devenant ainsi plus fragile aux maladies. Ou encore, les anticorps produits en grande quantité pour se défendre contre ces «ennemis» du dedans s'attaqueraient aux tissus des glandes ressemblant à ceux des testicules, par exemple, les glandes surrénales. Quelles sont donc les répercussions diffuses et à long

---

28. «Je suis un urologue, dit le docteur Stanley Ross, et quand on commence à parler d'immunologie, je ferme les yeux et je m'endors.» Cité par M. Marcotte, déjà cité, p. 17.

terme de la vasectomie sur le système? On n'en est pas certain.

La *ligature des trompes* chez la femme, comme son nom l'indique, consiste à sectionner les trompes de Fallope pour empêcher les ovules de se rendre à l'utérus et de rencontrer en chemin d'éventuels spermatozoïdes. Pour en parler davantage, on est pris au piège: qualifier cette intervention de bénigne rend suspect de vouloir que la femme (plutôt que l'homme) fasse les frais de la contraception; la qualifier d'intervention grave attire l'accusation d'être alarmiste et de vouloir en détourner les femmes. Enfin!

En gros, il semble cependant que, bien que plus compliquée au départ que la vasectomie, elle soit moins lourde de conséquences.

— L'opération demande quelques jours d'hospitalisation. Elle implique une anesthésie, avec tous les risques que cela comporte ordinairement. Dernièrement à Montréal, les journaux ont fait état du décès d'une femme en cette situation.

— L'opération est pratiquement irréversible. Impossible de revenir sur son choix, une fois l'intervention pratiquée, et d'avoir de nouveau des enfants.

— Elle semble produire moins d'effets psychologiques néfastes que la stérilisation de l'homme mâle. D'autant plus que c'est la femme elle-même — et non son partenaire masculin — qui est libérée du poids éventuel d'une grossesse non désirée. Et cependant diverses réactions négatives restent possibles: le sentiment de perte de féminité, le sentiment de culpabilité, le remords, le désir de retrouver sa fécondité, etc.

— Sur le plan *immunologique*, même situation que pour la vasectomie. Il n'y a apparemment pas de séquelles, mais rien n'est moins certain.

L'unanimité est loin d'être faite sur ces questions parmi la population. Les Églises elles-mêmes se sont maintes fois prononcées, sans faire l'unanimité chez leurs adhérents. Voyons quelques positions à titre d'information.

Église catholique

1. Pour juger la question de stérilisation, l'enseignement catholique officiel se réfère au problème de la mutilation qui est lui-même apprécié d'après le «principe de totalité» et d'après les principes de l'«acte à double effet» [29]. Aussi importe-t-il de faire des distinctions préalables. On peut résumer cette doctrine sous deux propositions.

La première proposition dit: la stérilisation curative est licite, quand elle est nécessaire pour préserver la santé de l'organisme entier. Il y a là une application stricte du principe de totalité et du principe du double effet. Quand les organes génitaux sont malades et constituent un danger grave pour la vie ou pour la santé de la personne, l'intervention stérilisante est licite. À deux conditions: qu'il n'y ait pas d'autres moyens de rétablir la santé; que l'avantage escompté compense la gravité du mal de la stérilisation. En ces cas, l'incapacité d'engendrer n'est pas recherchée pour elle-même: elle est une simple conséquence d'une intervention pratiquée dans un but thérapeutique. (Aussi parle-t-on souvent ici de stérilisation indirecte.)

L'exemple le plus clair est le cas d'un cancer des organes génitaux. Personne ne doute que le médecin puisse enlever l'organe cancéreux, provoquant par là l'incapacité d'engendrer. D'autres exemples sont aussi couramment donnés par les moralistes classiques, v.g. le cas de sécrétions ovariennes qui favorisent le cancer du sein, le cas de sécrétions testiculaires qui favorisent le cancer de la pros-

---

29. Voir *Quelle vie?*, chap. III.

tate. On peut ajouter le cas de troubles mentaux reliés au fonctionnement ovarien (*i.e.* troubles mentaux qui se manifestent à la puberté, lors des menstruations ou à la ménopause, mais non ceux qui résulteraient de la grossesse elle-même).

Le second volet de la doctrine catholique officielle s'énonce ainsi: la stérilisation préventive de grossesse, permanente ou temporaire, décidée sur initiative privée ou sous l'ordre de l'État, est gravement illicite, qu'elle soit pratiquée dans un but eugénique, contraceptif ou même médical. Les moralistes catholiques classiques sont très fermes sur tous ces points. La plupart parlent alors de «stérilisation directe», interdite au même titre que la mutilation directe, ou l'homicide direct. L'objet (la nature) de l'intervention n'est pas ici la guérison d'un organe malade, mais l'incapacité d'engendrer elle-même. Quelle que soit la qualité de l'intention des personnes en cause, il s'agit d'une action illicite: emploi d'un moyen mauvais pour obtenir une fin bonne.

Quelques textes de pasteurs de l'Église catholique suffiront à établir clairement ce point. Par exemple, le pape Pie XII: «La stérilisation directe, *i.e.* celle qui vise, comme moyen ou comme but, à rendre impossible la procréation, est une grave violation de la loi morale et est, par conséquent, illicite. Même l'autorité publique n'a aucun droit, sous prétexte de quelque indication que ce soit, de la permettre, et encore moins de la prescrire ou de la faire exécuter au préjudice des innocents» (29 oct. 1951). «Au nombre des mesures qui lèsent la moralité, on compte le racisme déjà cité, la stérilisation eugénique. Notre prédécesseur Pie XI et Nous-Même avons déjà été amenés à déclarer contraire à la loi naturelle non seulement la stérilisation eugénique, mais toute stérilisation directe d'un innocent, définitive ou temporaire, de l'homme ou de la femme» (8 sept. 1953). Paul VI dans l'encyclique *Humanae Vitae* a rappelé succinctement le même enseignement.

Et la Congrégation pour la Doctrine de la foi, dans une déclaration du 13 mars 1975 adressée à l'épiscopat américain, reprend la même doctrine, entérine le code d'éthique médicale promulgué par les évêques américains en 1971 et dénonce les théologiens qui s'écartent de cet enseignement.

Pour les moralistes classiques, les exemples d'actes illicites sont évidents ici : ligature des trompes ou vasectomie chez une personne qui risque d'avoir une descendance tarée ; vasectomie pour une personne qui veut espacer les naissances pour des raisons d'ordre économique ou éducatif ; et même ligature de trompes dans le cas où une éventuelle grossesse serait dangereuse pour la santé de la mère, à cause d'une maladie concomitante du cœur, des poumons, etc.

2. Aussi ferme que soit cet enseignement officiel, il n'entraîne pas pour autant l'adhésion de tous les moralistes catholiques, loin de là. On peut voir des théologiens de tous les pays critiquer cette position, par exemple : M. Marcotte (Canada), B. Häring (Allemagne), R. McCormick et Ch. Curran (É.-U.)[30].

Leur raisons sont multiples :

— refus de la distinction entre stérilisation directe et indirecte parce que ce vocabulaire est difficilement compréhensible à la médecine moderne et parce que cette distinction renvoie à une conception trop « biologisante », trop « naturaliste » de la morale.

— application du « principe de totalité ». Refus de restreindre ce principe à la conception étroite des autorités ca-

---

30. Cf. B. Häring, *Perspective chrétienne pour une médecine humaine*, p. 90-91 ; M. Marcotte, « La vasectomie », dans *Relations*, 379 (fév. 73) p. 51-53 ; Ch. Curran, « Stérilisation : Roman Catholic Theory and Practice », dans *Linacre Quaterly*, 40 (mai 73) 97-107 ; R. McCormick, « Sterilization and Theological Method : Two Documents », dans *Theological Studies*, 37 (1976) 471-476.

tholiques. La stérilisation dans certains cas se révèle réellement une mutilation pratiquée pour le bien de la personne intégrale.

— conception relationnelle de la sexualité et pouvoir de l'homme sur son corps. Positivement, voilà les ' arguments de fond. La sexualité humaine est perçue par ces auteurs d'abord comme relation à l'autre, langage et engagement. Pour être essentielle à la sexualité, la procréation n'est pas liée pour autant à chaque rencontre sexuelle. La procréation doit être responsable. Dans cette ligne, la personne est libre de choisir le moyen de prévenir les naissances, compte tenu des avantages et inconvénients de chaque méthode. Les forces biologiques ne sont pas un destin, elles sont au service du projet d'amour et de fécondité du couple.

Églises protestantes et juives

Les Églises protestantes et juives assimilent généralement la stérilisation à la contraception. Elles réfèrent alors moins au principe de totalité qu'à celui de l'intendance de l'être humain sur son corps et sa fonction sexuelle. Ceux qui admettent la contraception artificielle et la stérilisation comprennent la sexualité humaine en terme de relation et donc d'épanouissement de la personne, de bienfait pour le partenaire et la famille. À l'intérieur de cette vision, au service de ces valeurs, l'individu a la responsabilité de ses choix : il a notamment la liberté d'intervenir sur sa fonction sexuelle pour la poursuite de ces valeurs. Mais cela ne donne à aucun État le droit d'intervenir dans le contrôle de la sexualité d'un chacun[31].

---

31. *Cf.* I. Jacobovits, *Jewish Medical Ethics*, Block Publishing Cie, 1967, p. 159-169 ; P. Ramay, « Freedom and Responsability in Medical and Sexual Ethics : a Protestant View », dans *New York University Law Review*, XXXI (1956) 1189-1204 ; Fédération protestante de France, *La sexualité*, Labor et Fides, 1975, 42-43.

On trouve dans les textes toutes sortes de nuances. Souvent, il y a un refus de principe de la stérilisation, mais suivi d'une acceptation pratique. Par exemple, ce texte publié par la Fédération protestante de France:

> «la stérilisation de l'homme ou de la femme ne doit pas être classée au nombre des méthodes contraceptives acceptables, en raison de son caractère irréversible. L'incapacité définitive de procréer constitue une espèce de mutilation; elle peut être ressentie et vécue comme une mort partielle, et surtout elle peut donner lieu par la suite à des regrets lancinants. [...] À l'heure où la question de l'avortement nous interpelle tragiquement, ne serait-il pas plus humain et plus logique d'autoriser des stérilisations volontaires dans certains cas précis où elles constitueraient un moindre mal par rapport à l'avortement?[32]»

OPTIONS ÉTHIQUES

La quasi-irréversibilité de la stérilisation en fait une intervention sérieuse qui ne saurait être envisagée à la légère. On ne prend jamais trop garde, non plus, aux conséquences physiques, psychologiques et sociales de nos manipulations du corps humain. La question morale n'est pas close pour autant. N'y a-t-il pas des circonstances, des situations qui rendent la stérilisation légitime et morale malgré les inconvénients et risques qui y sont attachés?

Stérilisation thérapeutique

Personnellement, il m'apparaît que la stérilisation thérapeutique peut être morale, notamment quand de l'avis de médecins consciencieux une grossesse éventuelle compromettrait sérieusement la vie ou la santé de la femme et quand il n'y a pas d'autres moyens adéquats de prévention

---

32. *La sexualité*, déjà cité, p. 42.

des naissances. La stérilisation me semble relever alors d'une attitude responsable de respect face à la vie, la santé, la sexualité. Il y a un devoir moral de protéger sa santé et donc de prendre les moyens adéquats accessibles.

Malgré l'opposition de certains, il me semble que l'on a ici une application claire du «principe de totalité». Il s'agit en effet de «sacrifier» un organe ou une fonction organique pour le bien de l'ensemble de la personne. Il me semble y avoir dans bien des cas une raison sérieuse d'intervenir: personne ne peut raisonnablement mettre en doute qu'une femme dans une telle situation ne doit pas avoir une nouvelle grossesse: ce serait irresponsable de sa part. On ne tente pas la Providence en comptant sur un miracle. Dieu remet notre vie entre nos mains. Et par ailleurs, souvent il n'y a pas d'autres moyens raisonnables d'éviter une grossesse. Peut-on demander la continence sexuelle à un couple qui a besoin d'exprimer et de nourrir son amour? Peut-on demander à une femme de prendre la pilule anovulatoire pendant 10-20 ans? Peut-on demander à la femme de suivre une méthode qui présente peu de sécurité?

En bonne perspective morale, peut-on objecter qu'il s'agit de prendre un «moyen mauvais» en vue d'une fin bonne? Pas précisément. Il s'agit d'utiliser une technique (intervention chirurgicale) pour le bien d'une personne; comme on recourt à d'autres chirurgies pour rétablir la santé physique ou mentale des malades; comme on recourt même à la chirurgie plastique pour favoriser le mieux-être d'une personne. Ce n'est pas immoral simplement parce qu'on coupe un organe ou arrête une fonction. La morale catholique officielle enseigne qu'on peut intervenir sur tous les organes et fonctions du corps humain sauf les organes sexuels, parce que ceux-ci sont ordonnés au bien de l'espèce. Or, c'est justement cet argument qui ne vaut plus: la sexualité est d'abord un bien personnel.

Sur le plan moral, il me semble que l'on n'a pas à se demander si le danger pour la santé ou la vie de la femme est attaché à une maladie des organes génitaux ou non génitaux (cœur, rein). On n'a pas à distinguer la stérilisation directe de la stérilisation indirecte : distinction que les médecins catholiques n'ont d'ailleurs à peu près jamais comprise. Si une femme souffre d'un cancer de l'utérus, il est parfaitement moral de la soigner même si on provoque automatiquement sa stérilisation. Il est tout aussi moral, me semble-t-il, de ligaturer les trompes d'une femme qui souffre d'une maladie des reins qui serait sérieusement aggravée par une éventuelle grossesse.

Si la santé de la mère est en cause, on admet facilement alors la stérilisation de la femme. Ne peut-on admettre aussi celle de son mari? Bien sûr que c'est la santé de la femme qui est en cause; mais c'est le couple qui doit éviter une nouvelle grossesse, comme c'est le couple qui est responsable de la procréation. Pourquoi l'homme ne pourrait-il faire les frais de la prévention? Il est difficile de faire appel au «principe de totalité» sans l'élargir d'une façon indue; mais n'y a-t-il pas là un exemple d'altruisme remarquable : signe d'amour, marque de charité? Plusieurs théologiens catholiques — et non les plus libéraux — le pensent, comme par exemple : Marcel Marcotte, Bernard Häring[33]. C'est aussi mon avis. Il appartiendra au couple de décider : pour eux, où y a-t-il le moins d'inconvénients, entre la facilité de l'intervention et les risques physiques et psychologiques.

---

33. *Cf.* M. Marcotte, déjà cité, p. 53; B. Häring, déjà cité, p. 90-91; Le plus cocasse est que tout en étant d'accord, le premier auteur favorise cependant la ligature des trompes, (parce qu'elle comporte moins de risques physiques et psychologiques) alors que le second privilégie la vasectomie (parce qu'elle est plus facile).

Stérilisation contraceptive

On peut rattacher la stérilisation à une question de santé. Et effectivement la santé future de l'individu (et parfois du couple) peut être en cause. Mais la plupart du temps il s'agit concrètement d'un problème de contraception (Et il m'apparaît un peu « ratoureux » de tout vouloir ramener à une question thérapeutique.) Il y a effectivement des individus et des couples qui ne veulent pas ou ne veulent plus avoir d'enfants. Ce peut être pour un motif hédoniste : jouir plus librement de sa sexualité. Ce peut être aussi pour un motif grave : le couple a déjà plusieurs enfants, il n'a guère les moyens économiques, ni surtout les ressources psychologiques d'en élever d'autres ; la femme juge que sa famille est complète et elle voudrait bien s'occuper un peu plus d'elle-même maintenant (sa culture, son retour au travail, etc.).

Autant la stérilisation me semble immorale dans le premier exemple, autant elle m'apparait justifiée dans le second. Mon jugement se fonde ici sur une analyse de la sexualité humaine.

Il y a un lien essentiel entre le projet sexuel et la procréation. On ne peut nier, en effet, que la sexualité, l'amour, le mariage ont quelque chose à voir avec la procréation. Dans notre recherche d'identité sexuelle, en effet, on ne peut refuser d'intégrer notre substrat biologique : or celui-ci a de toute évidence un lien étroit à la génération. La réflexion sur la sexualité comme « force de rencontre » amène à la même conclusion : accueillir l'autre, c'est l'accueillir selon toutes ses dimensions : corps, âme, histoire, relation. C'est se donner aussi selon toutes ses dimensions. C'est donc prendre en considération ses aptitudes, ses dynamismes et ses aspirations procréatrices. Non pas comme destin, ici non plus, mais comme élément de la rencontre, comme horizon du « projet » envisagé. Enfin la réflexion sur l'amour confirme ce lien. L'amour, en effet, est une réalité dynamique, créatrice, globale. Il n'est pas un terme, mais une «mise en route», un «nouveau départ» pour bâtir ensemble quelque chose qui n'aurait pas existé autrement, ou qui aurait existé de bien différente façon en tout cas. L'un des moyens de créativité, le plus spécifique d'ailleurs à la rencontre amoureuse, est la fécondité corporelle. La procréation est une valeur que les amants seuls peuvent raisonnablement assumer. Elle exprime, dans sa matérialité et dans le travail d'éducation qu'elle exige, l'unité du couple. «Avoir un enfant de toi», n'est-ce pas le vœu de tout amour authentique?

Cependant ce vœu de fécondité n'implique aucunement que *chaque* rencontre sexuelle authentique soit procréatrice, ni effectivement, ni intentionnellement. Il y a une *nécessité morale de la régulation des naissances*. On ne peut, en effet, abandonner la procréation au caprice de la nature: s'unir sexuellement au moment où ça plaît, en toute spontanéité, sans se soucier des conséquences de ses actes. «Bah, s'il surgit un enfant, on se débrouillera.» Ou encore — pour les chrétiens — «la Providence y pourvoira.» L'idéal n'est pas d'avoir le plus d'enfants possible. L'idéal est d'avoir le nombre d'enfants que l'on peut raisonnablement élever, nourrir, former, compte tenu de ses ressources (pécuniaires, physiques, psychologiques) sans empêcher son propre épanouissement. L'égoïsme peut se cacher aussi bien dans une régulation exagérée que dans une fécondité imprudente. L'altruisme peut se vivre aussi bien derrière une fécondité généreuse que derrière une limitation vécue comme un sacrifice. Une procréation humaine, en effet, — précisément en tant qu'humaine — ne se réduit pas à «donner le jour», mais implique de «mettre au monde» totalement, avec tout ce que cela implique de concret et d'exigeant dans le monde d'aujourd'hui et le pays d'ici.

Soyons très concrets. La planification des naissances n'est pas seulement un droit, elle est aussi un devoir moral, relevant de la responsabilité morale. L'être humain n'a pas le droit de procréer de manière irresponsable.

La question morale qui reste concerne donc *les moyens de planification des naissances*. Les autorités de l'Église catholique n'admettent que la continence perpétuelle et la méthode cyclique. Je crois que la morale légitime bien d'autres moyens, y compris la stérilisation, quand il y a des motifs sérieux et qu'il n'y a pas d'autres moyens adéquats. Je suis d'accord avec un moraliste traditionnel tel que S. de Lestapis qui voit comme conditions d'épanouissement sexuel des conjoints : la maîtrise de soi, l'attention aux dispositions du conjoint, un climat de tendresse et d'amour joints à une alternance de continence et de rapports sexuels ; mais je ne comprends pas que cela soit lié moralement à la méthode cyclique. Toutes ces exigences sont praticables — non sans difficulté, convenons-en — avec, par exemple, la pilule anovulatoire [34] ou la stérilisation.

Reprenons ce qui a été dit précédemment. Ce n'est pas parce qu'on coupe un organe ou qu'on arrête une fonction organique que l'acte est immoral. La stérilisation n'est pas « intrinsèquement immorale ». Mais comme il s'agit d'un moyen lourd de conséquences, on ne doit y avoir recours moralement qu'en dernier ressort, que dans des situations où il n'y a guère d'autres moyens adéquats de prévenir les naissances [35].

Cette position comporte des risques d'abus évidents : abus de la part des individus qui peuvent y voir une justification de leur libertinage ; abus de la part de l'État qui peut y trouver justification pour imposer la stérilisation afin de régler son problème démographique. Je ne pense pas

---

34. Il y a quelques années, plusieurs moralistes catholiques parlaient justement de la pilule anovulatoire comme d'une stérilisation temporaire, pour pouvoir mieux expliquer son immoralité. Il me semble que ce parallèle n'est pas éclairant.
35. Voir dans le même sens, parmi les catholiques, Häring, Marcotte, Charbonneau.

cependant que ces risques entraînent un changement de jugement moral. Ils invitent plutôt à un effort d'éducation et d'auto-éducation, de même qu'à un travail en faveur du respect des libertés de chacun par l'État.

Stérilisation eugénique

Reste la question de la stérilisation eugénique. Peut-on moralement stériliser les gens qui risquent d'avoir une descendance tarée, ou ceux (débile ou alcoolique, par exemple) qui ne peuvent raisonnablement éduquer leur progéniture? Peut-on leur imposer cette stérilisation? Et qui donc décidera?

Pour éviter toute ambiguïté, je tiens à signaler d'abord tout le respect que l'on doit avoir pour les malades et les déficients. Ce sont des êtres humains comme vous et moi, même si leur quotient intellectuel est faible ou si leur bagage héréditaire est lourd. D'ailleurs ces gens ne sont pas inutiles à l'humanité, ils ne sont pas qu'un fardeau. Ils sont aussi une «chance pour l'humanité». «Je ne suis pas sûr, dit Jean Rostand, qu'une société sans tarés serait humaine.» Les déficients mentaux, comme tous les handicapés, sont nos maîtres en humanité: ils nous appellent à la miséricorde, à la pitié, à la condescendance. Ils nous «forcent» à un amour gratuit, désintéressé. Toutes valeurs sans lesquelles une société cesserait d'être humaine et retournerait à la barbarie. Il n'est donc aucunement question ici de supprimer les déficients ou les débiles existants. Il s'agit d'une question de prévention des naissances.

La «paternité responsable» est un acquis de notre culture. Non seulement un acquis technique, mais un acquis moral. La procréation n'est pas un destin, mais une fonction qu'il appartient aux partenaires sexuels d'assumer. L'enfant ne doit pas être un accident, mais le fruit d'un amour. L'engendrement ne doit pas être un simple processus biologique, mais un projet humain, un projet du couple. Il ne s'agit pas seulement de «donner le jour», mais de «mettre au monde» un nouvel être humain. Cela implique qu'il n'y a procréation «responsable», et donc morale, que lorsque les partenaires sont dans des conditions adéquates pour éduquer convenablement leur descendance et en faire des hommes et des femmes heureux.

Cette affirmation s'appuie, non seulement sur le sens des responsabilités, mais aussi sur le bien de la société. Être responsable, en effet, implique de supporter les conséquences de ses actes et de ne poser que les actes dont on peut assumer les conséquences prévisibles. La société, d'un autre côté, est intéressée par la qualité de son patrimoine génétique et la qualité des êtres humains qui la composent. Mettant de côté pour le moment la question des moyens, cet objectif me semble valable et c'est faire montre de moralité pour les individus que de tenir compte de cette dimension sociale et communautaire de leurs actes. Cette option en faveur d'une procréation responsable trouve un appui dans la doctrine chrétienne. Parlant de fin primaire de la génitalité et du mariage, l'enseignement catholique le plus classique ne parlait pas que de procréation, mais de procréation et d'éducation de l'enfant. La valorisation actuelle de l'entraide, de l'amour, etc. n'enlève rien à cette prédominance donnée à l'éducation sur la seule procréation.

Ces raisons impliquent, à mon avis, que la prévention des naissances s'impose moralement chez ceux qui risquent d'avoir une descendance gravement tarée et chez les malades et déficients mentaux qui ne peuvent raisonnablement éduquer leur descendance.

1. *Maladie héréditaire*. Le souci eugénique honore les personnes et les groupes qu'il habite. Cela ne justifie pas évidemment toutes les pratiques, ni même n'importe quelle stérilisation. Il ne faut pas se fier ici à l'émotivité, mais se référer aux connaissances scientifiques. Le docteur Jean Sutter rapporte une anecdote révélatrice. Dans un vil-

lage suisse retiré, il y a quelques années, la population mettait au monde une proportion anormalement élevée d'enfants tarés. Devant ce problème social qui devenait inquiétant, on envisagea de stériliser tous les gens en âge de procréer. Une étude plus attentive permit cependant de découvrir que ce méfait tenait moins à un défaut génétique qu'à la consanguinité : la plupart des gens de ce village se mariaient entre eux. L'achat d'une «souffleuse à neige» pour ouvrir les chemins entre les villages voisins suffit à corriger la situation[36].

On ne peut se fier non plus à des statistiques globales qui n'ont que les apparences de la science. Il faut connaître plus précisément quelle maladie est héréditaire, dans quelle proportion, à quel degré. Ce n'est pas tout de dire, par exemple, que le diabète est héréditaire : il faut qualifier le risque et mesurer l'atteinte à la qualité de vie. Ces précautions prises, je pense qu'il est moral pour un individu qui a un risque élevé de descendance gravement tarée (je pèse tous mes mots) de se faire stériliser. Le respect face à l'handicapé déjà né, et même face à l'embryon, ne s'impose pas ici : l'ovule ou le spermatozoïde ne sont aucunement des «êtres humains».

Tout conseil à ces gens pour les amener à éviter la procréation — et éventuellement à se faire stériliser — me semble hautement moral. Il n'en va pas de même de la pression indue et de la coercition : parce que nous sommes en face d'adultes lucides et intelligents. Priorité absolue à l'éducation permanente et à l'auto-éducation. Méfions-nous de tout «dirigisme» dans le domaine du respect de la vie humaine. Il pourrait nous jouer très rapidement de mauvais tours.

Je crois qu'une bonne part de la condamnation des papes et des moralistes classiques tenait à ce que, à leurs yeux, la stérilisation était quasi identifiée à l'«impuissance»

---

36. *Cf.* J. Sutter, *L'eugénique*, PUF, 1950.

et qu'elle rendait inapte au mariage (conçu comme or-donné presque exclusivement vers la procréation). Je pense que ces raisons ne tiennent plus. La personne stérilisée ne perd rien de son désir et de ses capacités érotiques. Elle peut réussir un projet de mariage satisfaisant et épanouis-sant. Si on peut parler d'un «droit de procréer», il est clair qu'on peut aussi renoncer librement à ce droit.

2. *Malades et déficients mentaux.* Le problème ici est un peu différent. L'évaluation des risques et de la qualité de vie pour la progéniture est plus difficile à calculer parce que nous sommes sur un terrain plus psychologique que biologique. Aucune solution globale ne s'impose. Ici, comme ailleurs, il faut être attentif à la diversité des situa-tions.

— Un certain nombre de déficients (notamment de déficients légers et même de quelques déficients moyens) peuvent être éduqués à une vie de couple et de paternité valable. Gardons-nous de minimiser les possibilités et les ressources qui sont en chaque être humain. Certains déficients, selon beaucoup d'éducateurs spécialisés, sont capables d'accéder à une vie sexuelle qui s'intégrera à un projet de tendresse et d'amour. Ils sont capables d'entourer, de «materner» et d'aimer leur descendance: l'amour étant le premier et le plus important facteur de l'éducation. La responsabilité d'un enfant peut d'ailleurs, dans certains cas, aider un père ou une mère à croître psychologiquement. Chez les déficients, les motifs de désirer un enfant peuvent être ambigus, mais qu'en est-il chez les «normaux»? Évi-demment ces gens auront besoin d'aide, mais la commu-nauté humaine ne peut-elle pas le leur offrir?

— D'autres déficients peuvent très bien vivre dans la continence sans qu'il y ait besoin de les stériliser ou de les «bourrer» de pilules anovulantes. Le désir érotique et la recherche de l'accouplement n'existent pas chez plusieurs déficients, notamment chez beaucoup de déficients profonds. Ils ne se posent pas de problèmes graves, non plus, chez plusieurs déficients légers qui ont compris (hé oui, pourquoi pas?) que l'accouplement est lié à l'amour et au mariage et qui ont accepté que cette voie ne soit pas pour eux. Ces gens sont heureux d'une vie affective adéquate, dans la mixité et la liberté. La sexualité n'est que la génitalité. Le développement psychosexuel et affectif n'exige pas nécessairement l'expérience de la rencontre génitale. Loin d'épanouir, la rencontre génitale pourrait même être traumatisante chez certains: assimilée à de la simple violence, ou perçue comme une source de culpabilité. Prenons garde d'ailleurs d'imposer aux déficients nos propres désirs: le désir d'accouplement est souvent suscité par l'entourage. Cette solution est difficile. Mais veillons à ne pas l'éliminer trop vite.

— Reste les déficients aux désirs et pulsions sexuelles trop fortes et qui ne pourront raisonnablement s'occuper de leur descendance. C'est chez eux, je crois, que la stérilisation (ligature de trompes ou vasectomie) est indiquée.

On pense d'abord à la stérilisation faite avec le consentement du déficient. Mais soyons francs: n'y a-t-il pas bien des consentements subtilement arrachés? C'est quoi consentir librement pour un déficient, surtout pour un déficient profond? Essayer de le lui faire comprendre, n'est-ce pas décider pour lui? Aussi, en pensant à la stérilisation comme moyen de prévention des naissances, pensai-je également à une stérilisation imposée. Un bon éducateur s'arrangera pour faire trouver au déficient une raison qui le satisfasse lui, mais la décision n'en reste pas moins prise par un autre.

Cette solution peut répugner de prime abord, soit parce qu'elle est coercitive, soit parce qu'elle est trop radicale. Mais ces objections ne tiennent pas. D'une part, ne décide-t-on pas bien d'autres choses pour eux, parfois de bien plus grandes conséquences psychologiques ou morales? La ségrégation ou la pilule sont aussi des moyens coercitifs. On brime leur liberté bien sûr, mais peut-on faire autrement? Pour leur plus grand bien à eux. C'est aussi une question de responsabilité de notre part. D'un autre côté, même si la stérilisation est un moyen radical, irréversible, n'est-ce pas le moyen le plus humain, le plus susceptible de laisser place à une vie épanouissante, à une vie «normale»? Je ne parle pas de stérilisation «en série» de tous les déficients, encore moins de les stériliser afin de favoriser positivement l'accouplement. J'envisage la stérilisation des déficients qui semblent avoir une vie sexuelle-génitale active, et dont on ne peut orienter l'évolution autrement.

Qui décidera de la stérilisation? L'État, les parents, le médecin, les éducateurs? Question difficile encore une fois. En théorie, l'État pourrait intervenir, me semble-t-il, mais j'hésite à faire appel à lui pour le moment. Plus tard peut-être, s'il y a des abus, l'État pourra définir les conditions de l'intervention. Les parents sont les premiers intéressés : il s'agit de leur enfant. Bien sûr que les parents peuvent abuser, i.e. recourir à la stérilisation comme à une solution de facilité. Finis alors l'angoisse de voir sa fille déficiente enceinte, et le risque d'avoir à s'occuper d'un petit-enfant. Mais qui peut jeter la pierre à ces parents? C'est déjà héroïque qu'ils se soient occupés et qu'ils continuent de s'occuper d'un enfant déficient. Par ailleurs, il me semble que les éducateurs sont les mieux placés pour évaluer les besoins sexuels des déficients et leurs possibilités de progrès en maturité. Aussi me semble-t-il que, idéalement, la décision devrait être prise par entente entre les parents et les éducateurs. Je n'exclus pas le médecin, bien entendu, mais je privilégie les deux autres partenaires sociaux.

Cette option en faveur de la stérilisation de certains déficients ne doit pas être séparée de l'attention à porter à l'ensemble de la personne, ni de l'effort en faveur de son épanouissement et notamment de son épanouissement sexuel. Voyons succinctement ce point pour insérer la stérilisation dans un projet éducatif plus global. Comme tout être humain, le déficient est un être sexuel, c'est-à-dire un être de relations, de pulsions, de désirs. Sa croissance implique le développement de son affectivité et de ses forces psychosexuelles. Par développement affectif et psycho-sexuel, j'entends d'abord et surtout la possibilité de communication et d'amour, d'amitié et de tendresse. Tout être a besoin d'être reconnu, compris, entouré et aimé; tout être a besoin de «materner» et d'aimer. Le problème de la sexualité ne doit pas être séparé de l'attention à l'ensemble de la personnalité du déficient. Face à la rencontre sexuelle-génitale, l'attitude doit être plus nuancée. Trois termes la résument: ni brimer, ni favoriser, mais respecter.

— Ne pas brimer d'abord, c'est-à-dire ne pas traumatiser ou culpabiliser les déficients s'ils tentent des expériences de cette sorte; encore moins punir ou essayer de séparer radicalement les hommes des femmes. Ni même exercer une surveillance tâtillone et excessive qui empêcherait tout progrès en autonomie.

— Ne pas favoriser non plus. Ne pas penser que l'expérience génitale est un besoin, une nécessité. Ne pas encourager par les paroles, les jeux, l'organisation.

— Mais respecter. Respecter le développement et les besoins de chacun. Favoriser la coéducation, qui seule permet le développement de la vie affective, tout en «tolérant» les accouplements auxquels elle pourrait donner lieu. Faire un effort d'éducation morale: éducation au respect de la liberté de l'autre; éducation à la tendresse et à l'amour; éducation à la vie de couple aussi, et éventuellement au mariage, chez ceux avec qui c'est possible. Permettre certains mariages, même féconds. Veiller à diminuer les risques de procréation (je n'ai pas dit «éliminer», ce qui exigerait une surveillance exagérée ou la stérilisation «en série»). Utiliser la «pilule», parfois de manière temporaire; j'entends avec quelqu'un dont le progrès en maturation est bien engagé et qui laisse espérer une solution plus humaine: continence assumée ou vie de couple fécond. Stériliser uniquement ceux qui ont une vie hétérosexuelle active et qui sont trop perturbés pour éduquer convenablement leurs enfants. Bref, il s'agit de viser à en faire le moins possible des gens à part.

III
L'insémination artificielle

Depuis toujours des couples sont aux prises avec des problèmes d'infertilité et d'infécondité. L'histoire est ponctuée du désespoir de couples royaux incapables d'avoir une descendance. Plus humblement il y eut toujours, et il y a encore aujourd'hui malgré la mentalité contraceptive, de nombreux couples qui souffrent de ne pouvoir donner le jour à un enfant.

On estime qu'environ 11% des couples sont involontairement inféconds. Certaines infertilités sont d'ordre psychologique; il est difficile de les dénombrer. D'autres sont d'ordre physiologique et biologique: les unes tiennent à la femme (absence d'ovule, malformation des voies génitales, sécrétions vaginales spermicides), les autres dépendent de l'homme (impuissance, pauvreté du sperme, azoospermie). Les infertilités dues à une carence du facteur masculin sont de 40 à 45%.

Diverses solutions s'offrent à ces couples: l'acceptation de leur infertilité, l'adoption d'enfant, le recours médical. Parmi les techniques médicales se place l'insémination artificielle: emploi d'un moyen autre que la rencontre génitale pour mettre le spermatozoïde en contact avec l'ovule dans le vagin.

ÉTAT DE LA QUESTION

L'insémination artificielle peut être pratiquée chez une femme avec le sperme du conjoint ou avec celui d'un tiers-donneur. Dans le premier cas, on parle alors d'insémination homologue, plus simplement de IAC (ou en anglais AIH); dans le second, on parle d'insémination hétérologue ou de IAD (ou en anglais AID). La technique une fois mise au point et popularisée, on imagine facilement que non seulement la femme mariée y fasse appel mais aussi certaines femmes célibataires[37].

Histoire

L'application de l'insémination artificielle chez les humains est étroitement liée au progrès de la science. Pourtant on la pratiquait déjà chez les animaux au Moyen Âge. Le procédé était notamment connu des Arabes au XIVe siècle. Les annales médicales européennes rapportent le cas surprenant de quelques inséminations artificielles pratiquées avec le sperme du mari. La première daterait de la fin du XVIIIe, en Angleterre. Au début du XIXe, les expériences se renouvellent notamment en France; et elles se multiplient dans tous les pays durant la seconde moitié du siècle. Depuis 1884, l'insémination est pratiquée aussi avec le sperme d'un donneur. Initiateurs de cette technique, les États-Unis d'Amérique furent rapidement imités par les autres pays. On travaille avec du sperme congelé depuis environ un quart de siècle.

---

37. Ce chapitre reprend, en le remaniant légèrement, un texte publié dans *Laval Philo. et Théo.*, 33 (juin 1977) 151-163. Sur l'aspect scientifique, voir C. Meunier, «L'insémination artificielle», dans *Québec-Science* 14 (mars 1976) 26-33; J. Rioux *et al.*, «Insémination artificielle et utilisation d'une banque de sperme à la consultation de fertilité du CHUL», dans *L'Union Médicale du Canada* 103 (mars 1974) 477-482; G. Leach, *Les biocrates manipulateurs de la vie*, Seuil, 1973 (C.1970) 87-105.

L'histoire de l'insémination artificielle n'est cependant pas sans problème. En 1883, à cause d'une note honoraire exorbitante pour un cas d'ailleurs sans succès, un médecin français fut traîné en cour de justice et le tribunal condamna l'IAD pour la raison « qu'il importe à la dignité du mariage que de semblables procédés ne soient pas transportés du domaine de la science dans celui de la pratique ». La Société de médecine légale réagit à cette condamnation et approuva l'IAD. En 1885 la thèse du docteur Gérard sur l'IAD fut refusée et l'impression en fut interdite. Une sentence du Vatican en 1897 condamna l'insémination artificielle. Cette condamnation a eu pour effet de renvoyer l'application de l'IA à la clandestinité.

Une recrudescence apparait dans tous les pays après 1930. Les découvertes d'Ogino et de Knaus en 1932 concernant la période de fertilité de la femme en simplifient grandement l'application et en augmentent les chances de succès.

Au début, on opérait avec du sperme frais (i.e. fraîchement recueilli), mais depuis 1954 on travaille avec du sperme congelé. La médecine vétérinaire avait permis de grands progrès en ce sens. La conservation du sperme obligea à constituer des banques de sperme. On en trouve aujourd'hui dans tous les pays, principalement aux États-Unis. La France en possède une douzaine; le Québec, au moins une.

Tout cela fait que l'insémination artificielle est aujourd'hui généralisée et d'utilisation assez facile. Depuis quinze à vingt ans, aux États-Unis, plus de 10 000 enfants sont conçus de cette façon annuellement. Ce qui donne 150 000 à 200 000 enfants âgés de 1 à 20 ans. En 1973, on estimait qu'il y avait 400 à 500 nouvelles demandes chaque année en Hollande, et de 150 à 200 en Belgique. En 1975, en France, on évalue les besoins annuels aux alentours de 900. Au centre hospitalier de l'Université Laval (Québec) on a traité 30 couples en 1975 et provoqué ainsi 15 grossesses.

Indication

Quand l'insémination artificielle est-elle indiquée? En quel cas y recourt-on?

L'insémination avec le *sperme du mari* est pratiquée, on l'a déjà suggéré, en certains cas d'infertilité du couple alors que l'éjaculat de l'homme contient pourtant des spermatozoïdes. L'infertilité peut dépendre alors de l'épouse (par exemple, en cas de sécrétions vaginales spermicides) ou du mari lui-même (sperme pauvre, spermatozoïdes peu vigoureux, etc.). L'intervention est encore possible chez les maris incapables d'érection sans pour autant être stériles comme par exemple: certains paraplégiques, des impuissants psychologiques, certains diabétiques, certains cas d'ablation de la prostate. L'insémination se pratique alors soit avec du sperme frais, soit avec du sperme récemment congelé.

Les banques de spermes viennent cependant de se voir attribuer deux objectifs qui concernent l'IAC. Certains hommes, qui se font vasectomiser, désirent conserver de leur sperme pour le cas où ils changeraient d'idée et désireraient de nouveau avoir un enfant. De même, avant de subir une intervention médicale stérilisante, certains hommes demandent de conserver leur semence dans des banques pour continuer d'avoir des enfants.

Les inséminations les plus nombreuses se font cependant avec le *sperme d'un tiers*. L'indication la plus fréquente est la stérilité du mari. Certains médecins n'interviennent qu'en cas de stérilité totale du mari (azoospermie, *i.e.* absence de spermatozoïdes), d'autres sont plus larges, pratiquant l'IAD même au cas où le mari est théoriquement fécond. Parfois, on mélange le sperme du donneur à celui du mari, ou on demande au couple d'avoir des relations sexuelles aussitôt après l'insémination.

Depuis peu, le champ d'application de l'IAD fut élargi à deux situations nouvelles: incompatibilité Rhésus, troubles génétiques familiaux du côté de l'homme. Plutôt que de risquer de donner naissance à un être taré, le couple recourt au sperme d'un donneur.

On connaît des couples qui ont eu 2 ou 3 enfants par IAD. L'enfant conçu par IAD ressemble souvent beaucoup à ses parents puisque sa mère est véritable et que le donneur est choisi d'après certaines caractéristiques du mari (race, sang, couleur des yeux, couleur des cheveux).

En dehors du couple demandeur, on peut rencontrer une *femme célibataire* qui veut recourir à l'IAD parce que la relation sexuelle avec un homme la laisse indifférente ou lui répugne.

Technique

Sur le plan technique, deux problèmes surgissent: le prélèvement puis la conservation du sperme; l'insémination elle-même. Ils conditionnent l'efficacité de l'intervention.

Le sperme. La façon la plus simple d'obtenir le sperme du mari ou du donneur est évidemment la masturbation. Il y a quelques années, la réprobation générale de l'acte masturbatoire a permis d'explorer d'autres techniques: ponction des épididymes et massages vésiculo-prostatiques, cueillette du sperme dans le vagin après copulation, recueil du sperme dans un condom ou lors d'un coït interrompu. Ces techniques semblent complètement mises de côté aujourd'hui, le médecin désirant agir avec du sperme non contaminé.

Le sperme peut être conservé sans détérioration dans l'azote liquide pendant des années (au moins 10 ans). Le procédé est relativement facile: il suffit de mêler le sperme à un agent protecteur, de le mettre dans des paillettes (qui ressemblent étrangement à des recharges de stylo à bille), de le déposer ensuite dans une sorte de bouteille thermos, et de le refroidir graduellement jusqu'à − 180°.

Les techniciens au service de la banque s'assurent d'une certaine qualité du liquide séminal : examen du donneur, de ses antécédents, de son caryotype. Ils veillent à sélectionner un donneur qui ressemble autant que possible au mari : groupe sanguin, taille, couleur des yeux, teinte de la peau. Ils prennent des mesures pour que l'anonymat absolu soit respecté tant du côté du donneur que de celui de la receveuse.

Jadis, le donneur était généralement payé ; on prenait souvent des célibataires, par exemple des étudiants en medécine. Certains centres, comme les CECOS en France, n'acceptent que le don gratuit d'un donneur marié qui a l'accord de sa femme et qui a déjà 1 ou 2 enfants. Ces exigences permettent de vérifier la qualité du sperme, de fournir l'occasion au donneur de réfléchir à son acte, et surtout de «personnaliser» le don. Il s'agirait moins alors, dit-on, d'un don anonyme de cellules que du don d'un couple qui a le bonheur d'avoir des enfants à un autre couple qui est privé de ce même bonheur.

L'insémination. Il s'agit de mettre le sperme au contact de l'ovule. Il existe 4 techniques. La méthode intravaginale consiste à introduire le sperme profondément dans le vagin. Par la méthode para-cervicale, à l'aide d'une cape cervicale, on introduit l'éjaculat jusqu'au col de la matrice. La méthode intra-cervicale consiste à introduire quelques gouttes de sperme immédiatement dans le col de la matrice. Par la méthode intra-utérine, le sperme est introduit directement dans la matrice : plusieurs médecins réprouvent cette dernière méthode, parce qu'elle est trop risquée.

L'intervention est faite évidemment au moment de l'ovulation de la femme. Des indications précises existent concernant le jour le plus favorable et la fréquence des interventions.

Efficacité. Il est difficile d'avoir des chiffres exacts sur l'efficacité de l'insémination. Il semble cependant que celle-ci soit assez grande. Certains centres évaluent leur réussite à 50%; ce qui est assez encourageant, compte tenu des circonstances: âge de la femme, stress, vieillessement des spermatozoïdes, etc. Le plus souvent, une moyenne de 3 à 4 séances est nécessaire pour parvenir à une conception lorsqu'on emploie du sperme frais; un peu plus si l'on emploie du sperme congelé. Certains centres ont tendance à travailler de plus en plus avec du sperme frais.

Incidence médicale

Les risques de fausse couche ne semblent pas plus grands que lors d'une grossesse consécutive à un accouplement normal.

Il existe peu d'enquêtes sur l'état de santé des enfants nés par insémination artificielle. Il semble cependant que ces enfants n'aient rien à envier aux autres.

Peut-on craindre des incidents graves dus à la manipulation ou la détérioration du sperme? Le risque est toujours possible: il est inévitable statistiquement que certains accidents se produisent. Et pourtant le risque est minime compte tenu de la facilité des interventions. Et même, les risques d'enfants malformés sont peut-être moindres que dans la conception normale, puisqu'il y a ici un certain choix du donneur, et une certaine analyse de la qualité du sperme. Nelson signale que, selon une étude statistique portant sur 400 naissances par IA avec du sperme congelé, on rapporte seulement deux cas de malformations congénitales mineures.

On fait parfois état du risque d'enfants incestueux — et donc d'enfants malformés à cause de la consanguinité — puisque l'anonymat du donneur est toujours gardé. Les calculs de probabilité prouvent que ce risque est minime. Il serait même moindre que le risque de consanguinité résultant d'enfants «naturels» dont on ignore le père. De toute façon, pour diminuer ce risque, certains centres d'insémination limitent l'utilisation du sperme d'un même donneur à 4 ou 5 succès; le sperme résiduel est employé à d'autres expériences.

Incidence psychologique

Sur le plan psychologique, les succès sont incontestables. Rarement enfant est autant désiré, attendu, aimé. Certains couples y ont trouvé bonheur et épanouissement. La demande d'un deuxième et même d'un troisième enfant IAD est éloquente à cet effet. Les psychologues signalent cependant certaines difficultés du côté du couple aussi bien que du côté de l'enfant.

La première difficulté tient au fait que le *père n'est pas le géniteur*. Théoriquement, cette dissociation n'est pas grave: la paternité tient moins à la génération qu'à l'éducation. Est le père celui qui désire, nourrit, éduque. Subrepticement, cependant, la dissociation entre les deux rôles peut créer des problèmes. La mère «rêve» du géniteur: elle l'imagine sous telle ou telle figure, elle le recherche. D'un autre côté, le père peut se sentir dévalorisé, atteint dans sa virilité: il devient jaloux du géniteur. Les relations entre le couple s'en trouvent alors subrepticement viciées, minées. Ce risque est évidemment beaucoup diminué par l'anonymat du donneur. Les précautions prises dans les banques bien organisées sont telles que ni les parents, ni même le médecin qui pratique l'insémination ne connaissent l'identité du donneur. Et cependant les réactions de l'inconscient sont telles que, aux yeux des psychologues, les risques ne sont pas nuls.

Des psychanalistes français comme M. Oraison, J.C. Depreux insistent beaucoup aussi sur le danger que constitue le refus d'acceptation ou d'«assumation» de sa stérilité. Ce refus se cacherait spécialement sous la demande de mélange de sperme (celui du donneur et celui du mari).

Une deuxième difficulté vient de la dissymétrie ou de *l'inégalité* existant entre le père et la mère vis-à-vis de l'enfant. Face à l'enfant conçu naturellement, le père et la mère ont chacun fourni un élément. Face à l'enfant adopté, la situation du père et de la mère est encore symétrique. Avec l'IAD, il y a une sorte de déséquilibre qui risque de détériorer les relations du couple ou la relation du couple à l'enfant. L'incidence la plus grave est alors une sorte d'amour possessif de la part de la mère : l'enfant lui apparaissant comme son capital, sa chose et sa propriété exclusive. Un tel amour captatif et l'élimination consécutive du père ne favorisent évidemment pas une bonne éducation.

On peut rétorquer que ces mêmes risques existent dans la conception naturelle. De toute façon, il y a inégalité entre le père et la mère. Seule celle-ci porte l'enfant et le met au monde. Et les conventions sociales amplifient considérablement le rôle de la mère, notamment durant les premières années. D'un autre côté, il y a une autre inégalité indépassable dans le couple en question ici : le mari est stérile tandis que la femme est fertile. Certains se demandent pourquoi la femme devrait faire les frais de cette inégalité, pourquoi serait-ce à elle de se sacrifier ? De toute façon, le risque serait minime si l'on a affaire à un couple adulte, où les deux conjoints sont consentants à l'IAD.

Pour pallier ce risque, certains centres d'insémination travaillent avec des psychologues et proposent au couple demandeur une rencontre avec un psychologue. Cette rencontre permet de vérifier notamment l'équilibre du couple, ses motivations et la liberté de consentement de chacun. L'IAD peut être habilement imposée à l'autre, aussi bien par le mari qui veut cacher socialement sa stérilité, que par la femme qui tient à tout prix à faire l'expérience de la maternité.

Une troisième difficulté d'ordre psychologique tient au *secret*. Au début, afin de favoriser une éducation la plus normale possible, on tenait l'enfant et l'entourage dans le plus grand secret du mystère de sa naissance, on choisissait même un accoucheur différent du médecin qui avait fait l'insémination. Aujourd'hui encore, plusieurs centres préconisent la même attitude. Certaines histoires pénibles viennent ternir la justesse de cette attitude. Il est arrivé qu'à l'occasion d'une dispute ou d'un divorce, un des conjoints, pour revendiquer l'enfant, révèle crûment les conditions de sa naissance. De manière plus générale, certains psychologues insistent aujourd'hui sur l'importance du non-dit: l'enfant dans son inconscient aurait connaissance du secret de son origine; il souffrirait du mensonge (ou de l'hypocrisie) de ses rapports sociaux avec ses parents. Cette situation serait à l'origine de certaines névroses mêmes graves. Face à cela, la politique du secret est mise en question ici et là. Certains centres d'insémination informent les parents de cette difficulté et leur laissent le choix de l'attitude à adopter. Plusieurs parents décident alors d'être totalement francs avec l'enfant, certains même avec l'entourage: l'expérience seule dira les résultats. Il en sera peut-être comme pour l'adoption: jadis on la taisait comme une tare; aujourd'hui l'enfant et l'entourage sont au courant. Et il semble que cela ne cause aucun problème. Au contraire.

Incidences juridiques

Certains juristes, notamment certains juristes français, soulèvent beaucoup de difficulté à propos de l'IAD. L'enfant ainsi conçu serait juridiquement un enfant naturel, au pire un enfant adultérin. Il n'aurait donc pas droit à l'héritage, ni au nom du mari. En conséquence certains juristes insistent sur la nécessité d'un consentement écrit du mari et sur la nécessité d'avoir un accoucheur qui ignore tout de l'origine de l'enfant, afin que la déclaration à l'état civil ne contienne rien sur le sujet. Mais, même avec ces précautions, il sera toujours possible au père de dénoncer l'enfant et de faire la preuve de sa non-paternité. La seule solution légale serait alors l'adoption: le père et la mère devraient recourir à une adoption légale.

Concrètement cependant les choses sont plus simples. Le code civil de la province de Québec *présume* que l'enfant né pendant le mariage est l'enfant légitime des 2 conjoints. Donc si le mari donne un consentement écrit à l'IAD (d'une part pour éviter une injustice, et d'autre part pour prévenir un éventuel désaveu de paternité), il n'y a pas en pratique de problème juridique.

Incidences morales

Beaucoup de difficultés d'ordre médical, psychologique, juridique sont donc soulevées par l'insémination artificielle. Beaucoup d'incertitudes demeurent concernant les résultats et les implications. La plupart concernent davantage l'IAD que l'IAC. La morale ne peut se désintéresser de ces aspects comme si ceux-ci ne la concernaient pas.

Dans l'évaluation morale, il faudra tenir compte de toutes ces difficultés, de toutes ces incertitudes comme de tous les acquis. Pour être équitable, il faudra garder à l'esprit les distinctions suivantes: la manière de se procurer le sperme, l'insémination homologue ou hétérologue, la fécondation d'une femme mariée ou d'une célibataire. Les valeurs en jeu ne sont évidemment pas les mêmes dans chaque situation.

ÉVENTAIL DE RÉACTIONS MORALES

J'ai déjà signalé l'opposition de Rome en 1897 à l'insémination artificielle, de même que la réticence des tribunaux français. Dans son livre écrit en 1965, J.R. Debray fait encore état de la réticence générale des juristes et des médecins français. L'insémination artificielle constituerait une atteinte grave au droit naturel, aux bases de la famille et à la personne humaine elle-même[38].

Dans la première moitié du XXe siècle, certains grands théologiens catholiques jugèrent l'IAC licite, mais restèrent opposés à l'IAD. On peut voir en ce sens: Vermeersch, Thiberghien, Noldin-Schmidt, Marc-Gesterman. La plupart font d'ailleurs force distinctions sur la manière «morale» de se procurer le sperme du mari: massage vésiculo-prostatique, condom perforé, cueillette dans le vagin, etc.

Dans une allocution au quatrième Congrès international des médecins catholiques, le 29 septembre 1949, le pape Pie XII fixa la doctrine catholique classique: non à l'insémination artificielle, sauf dans un cas.

«Bien que l'on ne puisse *a priori* exclure de nouvelles méthodes, pour le seul motif de leur nouveauté, néanmoins, en ce qui touche la fécondation artificielle, non seulement il y a lieu d'être extrêmement réservé, mais il faut absolument l'écarter. En parlant ainsi, on ne proscrit pas nécessairement l'emploi de certains moyens artificiels destinés uniquement soit à faciliter l'acte naturel, soit à faire atteindre sa fin à l'acte naturel normalement accompli.»

Pour Pie XII, l'insémination artificielle s'oppose à la volonté et au plan du Créateur. Elle falsifie la nature et les droits du mariage. Elle contredit l'unité corporelle-spirituelle des personnes, et déroge à la dignité des époux. Elle s'oppose enfin au développement normal et heureux de l'enfant.

Le même enseignement est rappelé en mai 1956 et en septembre 1958. Il est repris, me semble-t-il, par l'ensemble des moralistes catholiques du milieu du siècle. Voir, par exemple, Häring, Paquin, O'Donnel, Tesson[39]. Mgr Lal-

---

38. Cf. J.R. Debray, *Le malade et son médecin*, Flammarion, 1965, 250-257.
39. Voir quelques notes dans *Échanges* 115 (avril 74) 23-24. Voir surtout B. Häring, *La loi du Christ*, DDB, 1963, t. 3, 478-479;

lier, évêque de Besançon, vient de le rappeler dans un texte d'ailleurs empreint de nuances[40].

Devant la prolifération des banques de sperme et la multiplication des inséminations artificielles ces dernières années, le sujet est redevenu à la mode chez les moralistes catholiques. Comme sur beaucoup d'autres sujets, les opinions sont partagées. Voyons-en quelques-unes.

Lors du Congrès international de sexologie, organisé en 1973 par le Centre International Cardinal Suenens, Roger Troisfontaines a fait un exposé remarquable sur l'aspect éthique de l'insémination artificielle[41]. L'auteur se place d'abord du point de vue d'une morale de la « conformité à la nature ». Sous cet angle, dit-il, même l'IAC est immorale, soit à cause de la façon de se procurer le sperme, soit à cause de l'absence d'acte conjugal normal. La position de Pie XII se justifie alors pleinement. L'auteur étudie ensuite la question à partir d'une « morale de la communion et de l'épanouissement des personnes ». À ce point de vue — et c'est celui de l'auteur — l'IAC serait morale parce que, corrigeant un défaut de la nature (malformation anatomique ou défaut physiologique qui empêche le liquide séminal de rejoindre l'ovule), elle « permettra aux conjoints de s'épanouir l'un par l'autre dans la paternité et la maternité et suscitera un être personnel qui sera vraiment *leur enfant à tous deux* ». La masturbation n'a pas alors le caractère égoïste (opposition à la relation intersubjective) qui fait

---

T. O'Donnel, *La morale en médecine*, Marne, traduction en 1962, p. 304-308; J. Paquin, *Morale et médecine*, Montréal, Immaculée-Conception, 1955; E. Tesson, « L'insémination artificielle et la loi morale », dans *Cahiers Laennec* 2 (juin 1946) 59-104.

40. *Cf.* Documentation catholique, n° 1647 (1974) 131.

41. *Cf.* R. Troisfontaines, « L'insémination artificielle. Problèmes éthiques », dans *Insémination artificielle et reproduction humaine*, (Actes du IIe Congrès international de sexologie) Louvain, 1973. p. 97-111 (suivi d'une longue discussion entre les participants au Congrès). L'article a été reproduit aussi dans la *Nouvelle Revue Théologique*, (1973) 764-778.

qu'elle est normalement condamnable. Elle contribue au contraire ici « à la communion des personnes ». Quant à l'IAD, elle resterait immorale même dans cette perspective, à cause d'une sorte de dépersonnalisation de la fonction reproductrice, à cause de l'inégalité presque monstrueuse qui amènera une pertubation du couple et à cause enfin d'une « mauvaise conscience sexuelle ».

Cette position de Roger Troisfontaines n'a guère fait l'unanimité chez les participants du colloque. C'est cependant la position du moraliste allemand Bernard Häring dans son livre récent sur la morale médicale : condamnation ferme de l'IAD ; mais acceptation enthousiaste de l'IAC, la manière de se procurer le sperme ne le préoccupant pas[42]. Le théologien allemand Karl Rahner se situe aussi dans cette ligne[43].

D'un autre côté, certains théologiens catholiques sont prêts à considérer l'IAD comme morale dans certaines situations : voir par exemple M. De Wachter, J.G. Milhaven et R. Simon. Ces auteurs proposent un retournement total de la réflexion : en face d'une réalité nouvelle, d'une possibilité technique nouvelle, on doit présumer la moralité de l'agir, jusqu'à preuve du contraire. Le fardeau de la preuve est renversé : du moment que certaines conditions générales de moralité sont respectées, du moment que les expérimentateurs sont habités par un réel souci éthique, on va présumer de la moralité de l'acte jusqu'à preuve du contraire. Tel est le cas de l'IAD pratiquée dans certaines conditions, notamment dans les conditions exigées par les centre CECOS en France : don gratuit d'un couple fécond à un cou-

---

42. *Cf.* B. Häring, *Perspective chrétienne pour une médecine humaine*, Fayard, 1975 (c. 1973) 92-94. Même position reprise dans *Ethics of Manipulation*, New York, The Seabury Press, 1975, 194-198.

43. *Cf.* K. Rahner, « À propos du problème de la manipulation génétique », dans *Écrits théologiques*, Desclée de Brouwer-Mame, t. XII, 1970, 77-120. Voir aussi H. Smith, *Ethics and the New Medecine*, Abingdon Press, 1970, 55-88.

ple stérile[44]. David Roy arrive à la même conclusion à partir d'une argumentation différente.

La même diversité d'opinions se retrouve chez les théologiens protestants. Si la quasi-totalité des auteurs acceptent l'IAC, il n'en va pas de même pour l'IAD. Joseph Fletcher, par exemple, le propagandiste de l'éthique de situation, l'approuve avec enthousiasme. Le mariage est un bien spirituel (et non physique) dit-il: il n'est donc pas brisé par une intervention physique. Le consentement des époux à l'IAD fait qu'il n'y a pas rupture de confiance. La fidélité conjugale est un lien personnel (et non principalement un contrat): le rapport tout à fait impersonnel au donneur ne l'affecte donc pas. La condamnation de l'avarice doit s'élargir et porter sur la volonté égoïste de garder exclusivement pour soi son sperme et ses ovules. L'amour est le seul critère inconditionnel de moralité. Accomplie par amour, l'IAD est donc justifiée. Elle ne conduit aucunement vers la voie apocalyptique de la manipulation génétique de l'être humain[45].

À l'opposé de son collègue, Paul Ramsey considère l'IAD comme totalement immorale. Le père est anonyme; il y a danger génétique à cause de la consanguinité éven-

---

44. Voir les articles de M. De Wachter et J. G. Milhaven dans *Échanges* 115 (avril 1974) 28-35. Voir surtout D. Roy, «Éthique et insémination artificielle», dans *Médecin du Québec* (déc. 1977) 11-18; R. Simon, «Expérimentations et déplacements éthiques. À propos de l'insémination artificielle», dans *Rech. de Sc. Relig.* 62 (1974) 515-540.
Voir encore les réflexions de V. Steininger dans son livre intitulé *Peut-on dissoudre le mariage?* Cerf, 1970, 125-141; J.B. Nelson, *Human Medecine. Ethical Perspectives on New Medical Issue*, Minneapolis, Augsburg Publishing House, 1973, 59-79; R. Van Allen, «Artificial Insemination: a Contemporary Re-analysis», dans *Homiletic and Pastoral Review* (1970) 363-372; P. Creighton, *Artificial Insemination by Donnor*, Toronto, The Anglican Book Centre, 1977, 84 p.
45. Cf. J. Fletcher, *The Ethics of Genetic Control*, p. XIV.

tuelle; mais surtout l'IAD détruit l'unité de la vocation des époux à l'union sexuelle et la procréation. L'IAD s'oppose à la nature de la sexualité, de l'amour et de la famille. Que la femme procrée avec un autre homme que son mari constitue ni plus ni moins une violation du projet divin sur le mariage. L'insémination artificielle est d'ailleurs liée à la fécondation *in vitro*, elle met sur une pente évidemment inacceptable[46].

La réflexion juive n'est guère plus unanime que la réflexion catholique et protestante. Certains rabbins condamnent l'insémination artificielle en se fondant sur trois décrets hébraïques fondamentaux : la consanguinité est inacceptable; le «gaspillage de la semence» est coupable; il y a péché pour une femme mariée d'enfanter hors les soins de son mari. Mais d'autres rabbins contestent ces raisons : le risque de mariage consanguin est bien minime; il n'y a pas d'adultère puisqu'il n'y a pas de contact physique entre les organes sexuels du donneur et la femme, etc[47].

ÉLÉMENTS DE RÉFLEXION ÉTHIQUE

Que penser finalement de l'insémination artificielle? Nous sommes en face d'un cas d'utilisation de la technique. Peut-on faire tout ce qui est possible? Ou faut-il contrôler la technique au nom du respect de l'humain et de la promotion des valeurs? Comment cela joue-t-il dans le cas présent. Nous sommes aussi en face d'une expérimentation sur l'homme. Même si cette expérimentation semble bénigne, elle comporte toujours des risques à court comme à long terme. Le caractère dramatique de l'expéri-

---

46. *Cf.* P. Ramsey, *Fabricated Man*, p. 128. Voir aussi le rapport de la Commission nommée par l'Archevêque de Canterbury en 1945 (*cf* Creighton, p. 8).
47. Voir par exemple I. Jakobovits, *Jewish Medical Ethics*.

mentation est souvent absent parce que l'intervention se déroule dans les arcanes de l'infiniment petit; il est non moins réel.

Avant de suggérer quelques orientations concrètes, il sera utile d'essayer de dégager les enjeux de la question.

Enjeux

Concrètement et à court terme, les enjeux concernent le couple et l'enfant éventuel; à long terme cependant ils touchent aussi l'ensemble de l'humanité par la nouvelle attitude que l'insémination développe face à la vie, à l'amour et à la souffrance.

Un premier enjeu concerne le *couple* : son équilibre, son épanouissement, son bonheur. Même si on ne doit pas mettre un enfant au monde pour le bonheur du couple, nul ne peut nier l'effet heureux que l'arrivée d'un enfant peut avoir sur le couple. Surtout la venue d'un enfant ardemment désiré. La mère expérimente les joies de la maternité. Le père — s'il n'est pas le géniteur — a quand même les joies de la paternité: voir sa femme heureuse, suivre l'enfantement et l'accouchement de sa femme, participer à toutes les phases de l'éducation d'un enfant, faire montre extérieurement de fécondité et se situer socialement comme père.

Et pourtant on ne peut oublier les risques d'ordre psychologique et juridique qui peuvent surgir. Notamment si le consentement de l'un a été plus ou moins extorqué par l'autre, par exemple, pour cacher socialement une infécondité jugée honteuse, ou pour affirmer un «droit» à la maternité. Il y a toujours la possibilité que soit découverte un jour l'identité du donneur. Et, même si celui-ci reste inconnu, il y a le risque que la présence de ce tiers pertube la relation conjugale. Enfin l'inégalité de l'un et l'autre conjoints face à l'enfant peut créer des problèmes: sentiment de supériorité chez la femme ou d'infériorité chez l'homme, attitude revendicatrice et possessive chez la mère ou insouciance chez le père. Ces risques sont évidemment minimes chez un couple adulte, équilibré, bien conscient de ce qu'il fait ; ils ne sont jamais nuls. De même qu'ils ne sont jamais nuls d'ailleurs dans le cas d'une naissance la plus naturelle possible.

L'enfant, le *bien de l'enfant*, constitue un deuxième enjeu de l'insémination artificielle. Je ne parle pas de son bien physique (santé, bonne formation des membres et organes) qui ne semble pas beaucoup compromis, mais de son bien psychique, de son éducation. S'il est jamais un enfant désiré, c'est bien celui de parents qui sont prêts à recourir à l'insémination artificielle pour pallier un défaut du mari. On imagine facilement que cet enfant sera aimé, bien éduqué, etc. Les risques tiennent à la perte de l'entente du couple. Ils peuvent venir aussi d'une attitude anormalement possessive de la mère, ou agressive du père, etc. Ils peuvent provenir enfin du secret : secret inconsciemment traumatisant chez l'enfant, secret malencontreusement révélé ou découvert par hasard.

Ces risques concernant le bien de l'enfant ou le bonheur du couple sont relativement faibles, si du moins les divers intervenants agissent avec discernement et prudence. L'inconvénient majeur de l'insémination artificielle ne se situe pas à ce plan, me semble-t-il, mais à celui bien plus global de l'attitude en face de la vie et de la souffrance. Cela constitue le troisième enjeu : il regarde l'*humanité*, le progrès en humanité.

Qu'on le veuille ou non, il y a dans le recours à l'insémination artificielle une sorte de conception possessive et captative de la parentalité, l'enfant est voulu *pour* le couple : pour permettre au père de cacher sa stérilité, à la mère d'affirmer sa fécondité biologique. On parle facilement du *droit* de la femme à la maternité : celle-ci revendique l'expérience de la maternité comme élément constitutif de son épanouissement. Qu'est-ce que cela recouvre comme attitude face à l'enfant? Ce n'est pas le désir de l'enfant qui est dangereux — dans l'adoption et dans l'enfant naturellement conçu, il y a désir de l'enfant aussi — mais cette espèce d'hypertrophie du désir, qui se mue en attitude revendicatrice et agressive. Peut-on vraiment parler d'un droit à l'enfant? Il ne me semble pas. Nous ne sommes pas dans l'ordre du droit: un droit entraînant pour les autres le devoir d'y répondre, de faire tout ce qui est possible pour y répondre. Certaines comparaisons sont éloquentes. Ai-je le droit de chanter juste parce que c'est un épanouissement humain de bien chanter? ai-je le droit à un quotient intellectuel élevé parce que d'autres en bénéficient?

La stérilité du mari constitue une souffrance. La non-fécondité de l'épouse en constitue une seconde encore plus grande peut-être, parce que celle-ci ne dépend pas d'elle. On fait alors normalement appel à la médecine pour pallier cette déficience de l'homme et supprimer la cause de cette souffrance. On recourt à une technique qui brise un réseau important de sentiments et de valeurs. Tout cela ne recèle-t-il pas un refus des limites humaines, un refus de la souffrance, un refus de l'échec de la médecine? Et comme la souffrance et l'échec tiennent à la condition humaine, n'y a-t-il pas subrepticement dans l'insémination artificielle une sorte de refus de la condition humaine? Le désordre n'est pas évident et immédiat, mais n'y est-il pas en germe?

Finalement l'IA ne met-elle pas sur la voie d'une vision «technicienne» de la vie humaine. L'homme est maître de la vie: il l'appelle à volonté, la manipule à son gré. La vie humaine ne surgit plus de la gratuité, de l'acte d'amour: elle est le fruit de l'intervention technique, le produit des «biocrates» pour reprendre le terme d'un titre de livre révélateur. Tout ce que connote l'expression «avoir un enfant de *toi*» est remplacé par l'attitude possessive, revendicatrice que révèle la formule «*avoir* un enfant». Et avec le souci eugénique qui se greffe aux banques de sperme, l'enfant devient de moins en moins un mystère qu'on accueille, pour devenir de plus en plus un code qu'on programme. On veut se garantir contre les malformations possibles de l'enfant, en attendant de pouvoir décider de son sexe, son quotient intellectuel, ses qualités, etc. À la limite la vie humaine devient dépersonnalisée. On ne peut éviter de percevoir en filigrane les robots du *Meilleur des mondes* d'Aldous Huxley. C'est ce qu'explique Roger Troisfontaines.

> «Dans un monde où l'indice personnel et historique garde une importance primordiale, la «dépersonnalisation» de la fécondation correspond à une difficulté qui nous semble insurmontable; cette difficulté ne tendrait à disparaître que dans un monde anonymisé, où l'individu serait de moins en moins apprécié dans son unicité et de plus en plus traité comme simple spécimen affecté d'un numéro d'ordre. La personne humaine n'est-elle pas, à notre époque, menacée, non par la technique elle-même mais par la mentalité technologique qui surbordonne les valeurs aux techniques, et par la collectivisation? Recourir à des procédés tels que l'insémination artificielle, n'est-ce pas faire comme si ce monde anonymisé était déjà le nôtre, n'est-ce pas contribuer à son avènement»?
>
> L'illusion serait de croire qu'on peut rester dans un ordre de valeurs déterminé tout en recourant à des procédés qui supposent la négation de ces mêmes valeurs. [48]»

Karl Rahner refuse l'IAD pour des raisons analogues. Son argumentation porte moins sur l'IAD que sur la manipulation des gènes, la transformation des gènes, le souci eugénique. En réalité, il croit que tout ceci est déjà impliqué dans l'IAD: la même attitude fondamentale y est à l'œuvre.

On ne peut, pour justifier l'IAD, faire appel à la «bonne intention» ou à la «juste fin». Pas plus que la

---

48. *Cf.* R. Troisfontaines, déjà cité. p. 109.

prostitution n'est justifiable, même si la femme qui se prostitue pour faire plaisir à un pauvre homme suscite quelque sympathie.

Orientation

Concrètement, la qualité morale de l'insémination artificielle dépend des conditions mêmes de l'intervention. Il y a une différence importante entre l'intervention pratiquée, par exemple par les CECOS en France (don gratuit d'un couple fertile à un couple infertile) et celle pratiquée dans certains autres centres (paiement du sperme, donneur célibataire, etc.). Le sérieux et le sens moral des intervenants seront toujours les meilleurs gages de la qualité morale de l'intervention. On peut se demander cependant si un qualificatif moral intrinsèque ne s'attache pas à l'IA.

Cette question d'une qualification intrinsèque de l'IA n'est pas résolue. Les uns, dans la foulée de Pie XII, disent: on n'a pas de preuves valables de sa moralité. Les autres, faisant un raisonnement contraire, disent: puisqu'il s'agit d'une intervention fait dans un but altruiste, par des intervenants sérieux, on ne voit pas pourquoi elle serait immorale. On est renvoyé à des attitudes de fond divergentes. Pour ma part, ni l'une ni l'autre attitude ne ravissent mon assentiment. La première me gêne parce qu'elle est trop tournée vers le passé. L'Église a trop souvent condamné des interventions qu'elle s'est ensuite empressée de louer une fois qu'elles furent apprivoisées. La seconde attitude me laisse aussi hésitant. Elle fait trop confiance au progrès et à la technique, alors qu'il y a des enjeux vitaux.

Il faut savoir relativiser aussi le jugement de certains auteurs, même théologiens. Il y a chez eux (comme chez tout homme) pression de la mode, fascination du prestige, influence du tempérament, du milieu, des amis, etc. Ainsi suis-je porté à minimiser le témoignage de certains auteurs, comme Fletcher, en faveur de l'IAD, puisque cet auteur justifie tout autant d'autres actes qui me semblent aller contre la justice et le respect de l'homme: bombe atomique, infidélité conjugale, etc.

Puisqu'il faut cependant se décider, puisqu'il faut une orientation aujourd'hui, il semble utile de distinguer les situations.

1° L'insémination artificielle avec le sperme du mari me semble clairement acceptable. Les risques psychologiques et juridiques sont pratiquement nuls. Il n'y a pas de danger de visée eugénique excessive. Le bien de l'enfant est assuré. La valeur de la paternité et de la maternité biologique justifie le recours à la technique. L'attitude technicienne est presque inexistante. Au fond la technique est mise clairement au service de l'humain, *i.e.* au service d'un projet d'amour et de fécondité valable. On ne saurait admettre avec les moralistes classiques que l'être humain puisse intervenir sur toutes ses fonctions, sauf sur la fonction sexuelle.

Le moyen de se procurer le sperme n'offre pas une difficulté insurmontable. La masturbation pratiquée dans ce but et dans ce contexte ne me semble pas comporter de condamnation morale: on est loin en effet du plaisir solitairement recherché. Le contexte au contraire assimile cet acte aux jeux érotiques qui accompagnent normalement l'acte conjugal.

Si j'acquiesce aussi fermement à l'IAC, pour corriger une déficience actuelle, je n'en approuve pas pour autant tout ce qu'on peut faire avec le sperme du mari. Aussi gardé-je beaucoup d'hésitation face à la conservation du sperme d'un homme qui se fait vasectomiser mais qui veut se garantir contre un éventuel retour de volonté procréatrice. D'une part, l'homme doit savoir assumer la responsabilité (les risques, les inconvénients) de ses choix. Et, d'autre part, cette intervention oblige à mettre sur pied les banques de sperme et tout l'éventail technique que l'on connaît dans l'IAD.

2° L'insémination artificielle avec le sperme d'un donneur, dans l'état actuel de mes réflexions, ne me semble pas acceptable. Malgré ses côtés positifs (don gratuit d'un couple fertile; désir d'enfant chez un couple éducateur), les réserves l'emportent. Ces réserves tiennent aux risques psychologiques et juridiques aussi bien pour le couple que pour l'enfant. Elles tiennent aussi à la dissociation sexualité-fécondité. Il y a quelque chose d'inconvenant à ce qu'une femme soit fécondée par le sperme d'un homme autre que son mari. Si l'épouse est enceinte par suite d'un adultère, le conjoint est appelé à accepter et à aimer cet enfant comme le sien propre. Mais on est alors face à un mal dont il ne faut pas faire porter les conséquences à un enfant innocent. Ce n'est pas la même chose de provoquer délibérément cette situation, cette dissociation. Et par ailleurs, la masturbation du donneur, tout en ayant une fin altruiste, ne peut guère prendre le sens d'un jeu érotique analogue aux préludes de l'acte conjugal. Mes réserves face à l'IAD tiennent enfin à tout l'appareillage technique et techniciste impliqué dans les banques de sperme ici nécessaires. On est alors inséré dans l'engrenage d'une vision eugénique et techniciste de la vie humaine.

3° Quant à l'insémination artificielle chez une femme célibataire, elle mérite à mon avis une ferme opposition. Je ne veux pas reprendre ce qui a déjà été dit et qui s'applique ici. Je me contente d'évoquer une justification spécifique: cette IA ne s'insère pas dans un projet de fécondité valable. Le bien de l'enfant en effet n'est pas normalement assuré. Les psychologues mettent à bon droit en garde contre ces femmes qui auraient une telle peur du sexe qu'elles refusent d'aimer un homme. Ou contre ces féministes qui voudraient avoir un enfant à elles seules. Quelle sorte d'éducation donneront-elles? Une femme célibataire peut bien adopter un enfant: il s'agit alors, malgré la difficulté de l'éducation dans une famille monoparentale, de viser le bien de l'enfant déjà né, d'améliorer son sort, et de lui éviter les inconvénients de la vie en institution. Il ne s'agit pas comme dans l'IA de provoquer délibérément des situations difficiles. Par ailleurs, je ne comprends pas que l'on puisse parler d'un droit à la maternité. L'enfant n'est pas un droit, mais une responsabilité. On ne l'a pas «pour soi», mais «pour lui».

TECHNIQUES DE POINTE

IV

Les greffes

Il y a quelques années, les greffes de cœur ont fait la manchette des journaux. L'expérience était, en effet, fascinante. Bien d'autres greffes, moins spectaculaires, ont cependant contribué au mieux-être de l'humanité souffrante: peau, yeux, rein.

SITUATION SCIENTIFIQUE

On entend par greffe, d'une manière générale, tout transfert de tissu ou d'organe d'un point du corps à un autre ou d'un corps à un autre. D'un point de vue scientifique, on distingue communément trois formes de greffes: l'autogreffe, l'hétérogreffe et l'homogreffe[49].

1. L'autogreffe (ou greffe autoplastique) désigne tout transfert de tissu d'une partie à l'autre du corps d'un seul et même individu. Le greffon est prélevé sur l'organisme même qui doit bénéficier de la greffe. On pratique cou-

49. Je prends quelques définitions dans J. Paquin, *Morale et Médecine*, Montréal, Immaculée Conception, 1955, p. 245ss, même si le livre date un peu. Voir aussi plusieurs informations dans G. Leach, *Les biocrates manipulateurs de la vie*, Paris, Seuil, 1970; *Les greffes du cœur*, Montréal, Éditions de l'homme, 1968, 197 p.

ramment des autogreffes de la peau (par exemple, en cas de brûlure grave), celles de lames osseuses (greffe d'Albee) et du cartilage costal (dans la chirurgie plastique, par exemple). On a même réussi la transplantation d'une artère, pour faciliter le travail des coronaires, dans des cas d'angines.

2. L'hétérogreffe (greffe hétéroplastique ou zooplastique) désigne le transfert de tissu ou d'organe d'un individu à un autre d'espèce différente. L'on parlera ici exclusivement de l'utilisation par l'homme de tissu ou d'organe animal : greffes zooplastiques.

— Des os, des cartilages, des vaisseaux et des aponévroses pris à des animaux ont été greffés sur des êtres humains pour servir de *soutien ou de supports mécaniques*, sur lesquels le tissu humain peut se reconstituer. Ces greffes ne s'incorporent pas à l'organisme humain et ne se développent pas : elles servent seulement de support. D'où le terme de « greffes statiques ». On les pratique surtout dans la chirurgie des os et des vaisseaux, dans la greffe de la cornée. L'on se sert, selon les opérations, de chien, de mouton, de veau ou de cochon.

— Les scientifiques travaillent aussi à transférer sur des humains des glandes ou des organes d'animaux destinés à continuer à remplir leurs fonctions vitales et à produire leurs effets physiologiques. On parle alors parfois de « greffes vitales ». Les expériences n'ont peut-être pas encore donné de résultats pratiques, mais l'on peut s'attendre à des progrès importants dans un avenir prochain. Les expériences portent surtout sur l'œil de porc, les glandes sexuelles de singe (*cf.* l'opération dite de Voronoff), la glande thyroïde et la glande surrénale.

3. L'on parle d'homogreffe (ou greffe homoplastique) quand le greffon est prélevé sur l'organisme d'une personne autre que celle qui doit bénéficier de la greffe.

L'on pratique fréquemment et avec succès l'homogreffe de la peau, d'une lamelle osseuse, du cartilage costal. L'on pratique aussi des homogreffes de la cornée, de l'aorte et du tissu ovarien. Les greffes d'organes complets (foie, rein) ont déjà été réalisées avec succès. Les greffes d'ovaire et de cœur appartiennent à peine à la médecine d'aujourd'hui. Certains prospecteurs songent déjà à des transplantations de matière grise.

Le greffon peut provenir d'un donneur vivant ou d'un donneur qui vient de mourir. Chaque cas pose un problème grave aux scientifiques. Le greffon prélevé chez une personne vivante peut causer à celle-ci un tort considérable : il importe d'évaluer convenablement ce risque et de le comparer aux chances de succès pour le bénéficiaire. La difficulté est aussi sérieuse, et parfois plus, quand le prélevement a lieu sur un cadavre. En effet, ce prélèvement ne doit pas trop tarder, si l'on veut un organe en bon état. Il faut donc que les scientifiques se hâtent d'intervenir sans pour autant intervenir sur une personne encore vivante malgré les apparences. D'où l'épineux problème du moment de la mort. J'y reviendrai.

Auparavant, voyons un peu plus dans le détail les greffes les plus courantes.

La *chirurgie plastique* permet de réaliser des transformations étonnantes. Les victimes d'accident, de brûlure peuvent voir leur image miraculeusement transformée. Des gens que la nature a doté d'un nez gênant peuvent retrouver une forme qui aide à leur bonheur. D'autres dont la maladie oblige à se faire enlever un sein, par exemple, peuvent bénéficier d'une «anatomie normale». Ceux que les ravages de la vieillesse commençante traumatisent peuvent, en se faisant relever le visage, la peau du cou, etc., «réparer des ans l'irréparable outrage». Tout le monde connaît les admirables bienfaits que la chirurgie plastique a permis.

La *greffe des yeux* a permis des transformations encore plus spectaculaires : redonner la vue à des yeux qui ne voyaient plus. Cette greffe était expérimentée sur les animaux, par exemple sur le lapin, dès 1856. On l'essaya sur l'homme en 1859. Mais ce n'est que vers 1905 que l'on obtint un succès réel, et vers 1930 que l'on maîtrisa vraiment la technique. La première greffe au Québec a été réalisée en 1944 par le docteur Audet-Lapointe à Sainte-Justine. Aujourd'hui l'opération dure entre une heure et une heure et demie et demande cinq jours d'hospitalisation. Elle redonne la vue à 70% ou 80%. Dans certains grands hôpitaux de Montréal, comme Maisonneuve, on en fait deux par semaine.

Le grand problème est celui de l'approvisionnement en yeux. On manque d'yeux pour répondre à la demande. On peut prendre l'œil d'un vivant (par exemple un homme vieillissant qui donne un de ses yeux à son enfant) ou bien encore celui de quelqu'un qui vient de mourir. Les résultats sont aussi bons si l'on intervient assez vite après la mort, avant que l'œil ne se détériore. Le problème est d'ailleurs beaucoup plus simple, maintenant que l'on a développé une technique de conservation des yeux (banque d'yeux).

Juridiquement et moralement se pose le problème du consentement du donneur. Celui-ci doit-il donner son consentement au prélèvement de ses yeux ? Le cadavre a-t-il encore des droits ou bien son corps et ses organes appartiennent-ils à tout le monde ? Le gouvernement québécois exige le consentement du donneur ou de ses proches. Nous y reviendrons.

L'enthousiasme soulevé par la première *greffe de cœur* humain réalisée par le docteur Christian Barnard en Afrique du Sud, le 3 décembre 1967, est bien tombé. En l'espace de quelques mois, les mass-média en avait fait un héros : reçu par le pape, embrassé par Sophia Loren, lauréat de quelque grand prix humanitaire, etc. En quelques mois encore, on assista à une multiplication des transplantations : 25 centres se lancent dans la grande aventure en moins d'un an. À Montréal, l'Institut de cardiologie obtient un succès international. Puis, en 1969-70, le zèle se refroidit : on prend conscience de la précarité des résultats, des implications éthiques en jeu. En 1969, l'Institut de cardiologie de Montréal annonce publiquement qu'il cesse jusqu'à nouvel ordre toute expérience de transplantation cardiaque chez les humains. Sur le plan international, on adopte des moratoires, on marque des temps d'arrêt. Aux États-Unis, par exemple, un seul centre continue à en faire à titre expérimental, celui du docteur Shumway, au Centre médical de l'Université de Stanford. Que s'est-il passé ?

En 1967, on faisait des transplantations de cœur chez les animaux depuis 15 ans déjà. Le docteur Shumway, par exemple, en avait pratiqué jusqu'à 500, avec un succès relatif. En France, les expériences de transplantation de cœurs de chiens avaient donné un certain succès. À Toronto, les mêmes expériences se soldaient par un échec quasi total. La technique de transplantation n'était donc pas nouvelle. Elle semblait même au point ; même si le phénomène de rejet n'était pas maîtrisé. Personne n'osait intervenir sur l'homme... avant qu'apparut le docteur Barnard, qui avait lui-même étudié chez le docteur Shumway.

La greffe du cœur offrait — et offre encore — des espoirs fascinants. La vie de certains grands malades au cœur usé pourrait théoriquement être prolongée : le reste de leur système est bon. Il n'existe pas de «cœur artificiel». Leur seul espoir est la transplantation. En théorie, la technique est d'ailleurs simple, puisque le cœur n'est qu'une pompe. Il suffit d'avoir un donneur. Quoi de plus simple aussi de prélever le cœur d'un mourant. Le cœur ne subit pas de détérioration sérieuse s'il ne reste pas déconnecté plus de trente minutes tout en étant toujours alimenté en sang. Théoriquement, il suffit donc de trouver le «bon donneur» au bon moment. Le «bon donneur» est celui dont le cœur est compatible avec l'organisme du receveur. Après plusieurs échecs pour cause de rejet, on s'est aperçu qu'il existait des degrés de compatibilité du cœur, exactement comme pour le sang (et les groupes sanguins). Le « bon moment» est celui de la mort d'un bon donneur alors qu'un receveur est disponible. On ne transplante pas, en effet, n'importe quand: le risque de mort est tel, en cas d'échec, que l'on attend que le malade soit pratiquement à la dernière extrémité. C'est d'ailleurs là une source de difficulté: l'organisme du moribond (poumon, foie, rein, cerveau) étant souvent si gravement atteint qu'il ne peut endurer l'effort nécessaire d'adaptation au fonctionnement d'un cœur puissant. Il faut donc agir vite: enlever le cœur du défunt et le transplanter en deçà d'une trentaine de minutes. On espère pouvoir prolonger le délai, par exemple, réussir à entreposer les cœurs (comme on le fait pour les yeux ou le sperme). On a déjà réussi d'ailleurs à refroidir et conserver sans détérioration des cœurs de chien pendant 6, 8 et même 24 heures. Mais tout cela n'est pas encore totalement au point. Et ne l'était surtout pas en 1967.

Les premiers opérés ont survécu relativement peu longtemps. Parmi les vingt premiers, on note 3 heures, 6 heures de survie, 2 jours, 8 jours, 20 semaines. Deux seuls ont survécu plus d'un an: 1 ½ et 1 ¾. Aujourd'hui, deux greffés ont 9 ans de survie. C'est extraordinaire, même si c'est peu sur les quelques centaines d'opérés. Ces performances constituent la preuve que la greffe peut réussir. Dans un centre aussi bien organisé que celui du docteur Shumway, d'ailleurs, la moyenne de survie de plus d'un an a nettement dépassé la moyenne mondiale.

Comme pour les greffes d'autres organes, se pose ici la question du consentement: celui du receveur aussi bien que celui du donneur. Nous y reviendrons.

Moins spectaculaire que la greffe du cœur, mais tout aussi utile, la *greffe du rein* continue son ascension fulgurante. Le problème ici est moins crucial parce que le receveur aux reins malades peut survivre longtemps à l'aide d'un rein artificiel. Il s'agit, en réalité, d'une hémodialyse: le patient doit se rendre à l'hôpital deux fois par semaine pour un traitement de 5-6 heures qui consiste à purifier son sang à travers une machine. Traitement long et épuisant, mais qui permet cependant d'attendre un donneur adéquat.

La première transplantation rénale remonte au début des années '50: le receveur était dans la phase finale souffrant d'une défaillance rénale aiguë, alors que le donneur venait de mourir. On agit dans des conditions analogues pendant quatre ans, avec un résultat très décevant. En 1954, on se hasarde à prendre un rein d'un donneur vivant. On choisit celui d'un jumeau pour prévenir le rejet. Ce fut la première transplantation vraiment réussie: l'opéré a survécu huit ans, s'est marié et a eu des enfants. Pour augmenter les opérations, on élargit le champ des donneurs. Ce fut une suite d'insuccès tragiques pendant sept ans. En 1961, la courbe change: on vient de découvrir un produit anti-rejet efficace et la détermination du groupe tissulaire.

Aujourd'hui, on obtient autant de succès avec les donneurs décédés qu'avec les vivants, parce que la détermination du groupe tissulaire permet de trouver un donneur défunt aussi bien assorti qu'un proche parent. Mais ces donneurs sont en nombre insuffisant. Le receveur doit attendre six mois, 1 an, avec l'aide d'un rein artificiel (*i.e.* en poursuivant un traitement d'hémodialyse). Près de 80% des greffes rénales aboutissent à un succès définitif. Plusieurs opérés sont entrés dans leur vingtième année. En 1972, on comptait déjà au delà de 6 000 opérés dans le monde. Au Québec, on fait des transplantations de reins depuis 1972, avec un non moins grand succès.

La question des consentements et des risques acquiert ici une gravité particulière, notamment s'il s'agit d'une greffe entre vifs. Le donneur, en effet, subit une mutilation sérieuse. Même si, théoriquement, on peut vivre avec un seul rein — et on connaît des athlètes qui n'ont qu'un rein

— le donneur court un certain nombre de risques physiques et psychologiques. L'extraction de l'organe comporte elle-même un risque, le risque inhérent à toute opération majeure. Et il est toujours possible que, par suite d'un accident ou d'une maladie du rein restant, le rein donné lui fasse un jour cruellement défaut. Le donneur court aussi quelques risques psychologiques. On peut facilement faire pression sur lui pour qu'il accepte de se sacrifier pour un membre de sa famille. On imagine facilement le sentiment de culpabilité qui peut résulter de son refus. Même s'il accepte, la culpabilité peut surgir si la greffe ne réussit pas : impression d'être responsable de l'échec et éventuellement de la mort de l'autre. Quant au bénéficiaire, il risque lui aussi quelques troubles psychologiques : sentiment d'avoir forcé l'autre au sacrifice, sentiment de subordination totale à son sauveur, etc. Même si ces risques sont sérieux, il n'y a pas lieu cependant de les exagérer. La question éthique se pose moins à ce niveau qu'à celui des valeurs morales en jeu.

ENJEUX ÉTHIQUES

Comme plusieurs autres activités, les greffes mettent en jeu des valeurs éthiques importantes. Qu'on le veuille ou non, des valeurs humaines sont impliquées dans nos actes, dans nos choix même les plus scientifiques ou les plus neutres en apparence. Elles déterminent la qualité de notre sens de l'humain et conditionnent même la survie de la civilisation.

Progrès de la science face au respect de la personne

Les greffes visent un but thérapeutique immédiat. Plusieurs sont cependant encore de l'ordre de l'expérimentation. On expérimente de nouveaux traitements pour améliorer la condition d'un malade. Cette visée ne peut être que louable. Elle met en cause cependant un donneur qui, lui, ne retire aucun avantage et même parfois court des risques importants. Ici, comme en d'autres secteurs de l'intervention, se pose donc le problème de l'équilibre entre, d'une part, le progrès de la science médicale et d'autre part, le respect de la personne humaine. Au-delà du tort éventuel encouru par le donneur, c'est le respect de sa personne qui est en cause. L'attention à obtenir son consentement n'est qu'une exigence minimale de respect.

Je le répète, l'éthique et la déontologie ne peuvent accepter que l'on travaille au bien de l'un au détriment de celui d'un tiers. Cela est assez facile à comprendre. Bien plus, il faut maintenir présent à l'esprit que toute avancée de la science qui implique dans sa démarche même un mépris de l'humain, une dévalorisation, ne sera jamais qu'une apparence de progrès. Il faut éviter à tout prix de faire de l'homme un cobaye, quelque tentant que cela soit.

Les exigences du respect sont différentes évidemment s'il est question d'un donneur vivant ou d'un donneur décédé.

Le moment de la mort

La détermination du moment de la mort pose un problème philosophique et technique difficile.

Les deux critères cliniques et officiels jusqu'à tout récemment étaient simples : arrêt de la respiration (le signe du miroir devant la bouche) et arrêt cardiaque (la preuve de l'auscultation). Mais il existe depuis toujours des cas mystérieux de réanimation après mort apparente plus ou moins longue. Les techniques récentes de réanimation ont donné des résultats spectaculaires : des cœurs se remettrent à battre et des gens revivent. Des techniques complexes de perfusion et de respiration artificielle permettent de maintenir en vie des blessés, des vieillards, des malades, dont le cerveau est irrémédiablement atteint. Les scientifiques étaient donc à la recherche d'un meilleur critère. En mai 1966, l'Académie de Médecine en France a arrêté un nouveau critère: l'arrêt de l'activité cérébrale. Le cerveau seul donne à l'homme sa réalité; là où il est mort, l'être humain n'est plus. Quand l'électro-encéphalogramme montre une ligne plate pendant un certain délai (v.g. 48 heures), l'on peut être certain que cela est irréversible, que la mort est bien réelle. On peut affirmer, dans l'état actuel de la science, que le sujet est mort, même si la vie végétative persiste, grâce aux machines de réanimation. Ce principe est aujourd'hui communément admis par les plus hautes instances médicales nationales et internationales[50].

Tous les groupes sérieux, qui ont étudié cette question, s'empressent pourtant d'ajouter que, pour être plus certain du diagnostic, il faut joindre à l'électro-encéphalogramme divers autres indices cliniques[51], par exemple: dilatation complète des pupilles avec absence de réponse réflexe à la lumière, absence totale de réflexes des muscles et des tendons, irrigation sanguine stagnante malgré l'injection massive de substances vaso-dilatatrices, angiographie ou artériographie carotidienne et vertébrale.

La question se complique encore, cependant, du fait qu'on s'est mis à mieux distinguer mort du cortex et mort totale du cerveau[52]. La *mort du cortex* est décelable par l'électro-encéphalogramme plat. Il n'y a plus alors de vie consciente et relationnelle possible: les cellules grises sont

---

50. *Cf.* M. Oraison, *La mort... et, puis après,* Fayard, 1967, 63-66; Tesson, «Les greffes du cœur», dans Études (mars 1968); Francoeur, dans *IDOC-International,* n° 33, p. 76-94. B. Häring, *Perspective chrétienne pour une médecine humaine,* p. 132-137.
51. *Cf.* Croix-Rouge de Hollande en 1971; groupe pluridisciplinaire de Londres en 1966; équipe de l'Université de Harvard en 1968.
52. Voir le livre très documenté et nuancé de M. Marcotte, *La mort, cette inconnue. Médecine, éthique et loi face à la mort cérébrale,* Bellarmin 1977, 96 p. Il s'agit de la reproduction de certains articles de la revue *Relations.*

mortes. Mais il y a une vie végétative autonome possible. C'est dire que, si on débranche les machines, certains de ces malades (comme la jeune Américaine Karen Quinlan) peuvent continuer à vivre biologiquement encore des jours, des semaines et même des mois. En France, on parle de coma prolongé. Quand il y a *mort totale du cerveau*, l'électro-encéphalogramme est nul. Les cellules du cortex et du tronc cérébral sont nécrosées. Il n'y a plus de vie même végétative autonome possible. Les «machines» ne peuvent maintenir qu'une vie végétative. Et si on les arrête, la vie cesse totalement. On parle alors du coma dépassé.

Quand donc y a-t-il mort de la personne? La fin de l'activité du cortex (la fin de toute possibilité d'activité du cortex) est sûrement un critère important. L'être humain est spécifié en effet par son activité cérébrale: le cortex sert de support à la conscience, à la liberté, à l'affectivité, à la communication spirituelle et donc à l'histoire personnelle. Mais peut-on privilégier autant ce seul critère? N'est-ce pas tomber dans un certain dualisme? La vie biologique n'est-elle pas aussi la vie de la personne. Aussi semble-t-il plus adéquat philosophiquement de dire que la mort de la personne a lieu avec la cessation de toute vie cérébrale, à tout le moins de toute possibilité de vie cérébrale et donc avec la mort de la totalité du cerveau (cortex et tronc). Quand la machine fait battre le cœur d'un décérébré, on serait en face, non plus d'un être humain, mais d'un cadavre, d'un néo-cadavre. Mais tant que la vie végétative continue de manière autonome, nous sommes toujours en face d'un corps humain.

En réalité cette question est peut-être insoluble. Non parce qu'elle est fondamentalement d'ordre philosophique (et qu'à ce niveau il ne peut guère y avoir de consensus social), mais parce qu'elle relève d'une mauvaise approche de la mort, d'une approche réductrice. On s'exprime alors comme si la mort était un acte instantané. Pourquoi ne serait-elle pas un processus? Rien ne prouve, en tout cas, qu'elle soit circonscrite à un instant.

Cet aveu d'impuissance n'empêche pas cependant de juger des problèmes concrets de greffes qui se posent à nous. Car on pourrait justifier le prélèvement de certains organes, chez une personne non totalement morte, pour le bien d'une autre. Il me semble, en effet, qu'il est moralement acceptable de prélever un œil, un rein, le cœur sur une personne non totalement morte, mais dont le cortex est nécrosé et, donc, dont la possibilité de vie consciente est nulle, quand on vise une greffe à un individu bien identifié, qui attend une greffe pour sa survie ou sa qualité de vie. L'accroc fait ici au respect du moribond (ou du néo-cadavre) n'est-il pas requis pour le bien de telle autre personne, et l'urgence de l'intervention bénéfique? Plus on attend, plus la greffe risque de ne pas réussir. C'est là la position de Marcel Marcotte.

«Le plus délicat des problèmes éthiques posés par la mort corticale est celui de la moralité des transplantations organiques majeures, et plus particulièrement des greffes cardiaques. Est-il permis de prélever sur un «donneur», dont seul le cortex cérébral est détruit, un organe (par exemple le cœur) indispensable à la vie, pour le bénéfice d'un «receveur» possible? La réponse *laxiste* à cette question pourrait tenir dans le propos suivant: Même si le «donneur» n'est pas encore mort, il n'a aucune chance de rester vivant; donc, l'intervention est légitime (*cf.* J. Fletcher). La réponse *rigoriste* s'exprimerait ainsi: Le «donneur» n'a aucune chance de rester vivant, mais il n'est pas encore certainement mort; donc l'intervention est immorale (*cf.* J.J. Lynch). Entre ces deux opinions extrêmes, nous proposons une solution mitoyenne qui tient en bref dans la formule suivante: Il est permis de prendre le risque de hâter la mort d'un être humain, qui n'est plus certainement vivant ou qui est probablement déjà mort, quand il existe pour le faire des *raisons proportionnées*. La présence de raisons proportionnées, dans le cas des transplantations organiques, et leur absence, dans le cas de l'euthanasie positive, font ici toute la différence entre une intervention permise et une intervention défendue (...). Courir le risque, sans de fortes raisons, de tuer un homme, c'est immoral; mais courir le même risque pour arracher à la mort un autre homme, cela n'est pas immoral, à cause de la proportion qui existe alors entre le risque encouru et le bénéfice escompté.[53] »

De toute façon, il n'y a pas de tort véritable à la personne. Car avec la mort du cortex, l'histoire de la personne (entendue comme vie vraiment personnelle) est achevée. Le processus de la mort totale est irrévocablement engagé.

En tout état de cause, que l'on exige la mort totale de la personne ou que l'on se contente de la mort du cortex, pour éviter les abus, il m'apparaît nécessaire techniquement que ce ne soit pas la même équipe qui, d'une part s'occupe du moribond et constate sa mort et, d'autre part, fasse le prélèvement et la greffe. Telle est d'ailleurs la position du Code civil (art. 22), de même que celle du Collège des médecins et chirurgiens, depuis octobre 1971 (art. 52A, paragr. 16).

La nécessité du consentement

La nécessité d'obtenir le consentement de toute personne vivante avant de lui faire le moindre prélèvement de tissu ou d'organe (peau, cornée, rein, etc.) pour le greffer à une autre, ne fait pas de problème. Tout le monde le reconnaît. Y compris le législateur: «le majeur peut consentir, par écrit, à l'aliénation entre vifs d'une partie de son corps (...) pourvu que le risque couru ne soit pas hors de proportion avec le bienfait qu'on peut en espérer» (art. 20, Code civil).

---

53. M. Marcotte, déjà cité, p. 58-59.

Mais certains milieux scientifiques voudraient bien qu'une fois une personne déclarée morte, on puisse prélever n'importe quel de ses organes pour faire une greffe ou pour faire de la recherche. Puisqu'il n'y a plus de «personne humaine», il n'y a plus de «droit», et donc plus de consentement à obtenir. Nous serions en face d'une «res nullius». Cette opinion avantage évidemment les scientifiques, qui alors peuvent s'empresser de retirer du cadavre encore chaud tous les organes dont ils ont besoin.

Cette position déroge, cependant, à une règle traditionnelle du droit. On a toujours répugné à faire d'un cadavre une simple chose, un «objet perdu», une «res nullius». Même pour une autopsie, le législateur et la coutume exigeaient le consentement des ayants droit. Même chose pour l'incinération. Pourquoi dérogerait-on ici à cette pratique? D'ailleurs, peut-on raisonnablement réduire le cadavre à une simple chose, quand on pense à ce qu'il a été et aux liens psycho-affectifs que l'entourage continue d'avoir avec ce corps. Il y a d'ailleurs quelque chose de gênant dans cet acharnement des scientifiques à guetter le moment de la mort pour se jeter sur le cadavre. C'est donc moins le respect du cadavre que le respect des survivants qui est en cause. Pour toutes ces raisons, et quel que soit l'état du droit, le consentement me semble exigé par l'éthique.

Si le consentement est requis, cette exigence peut cependant être aménagée de deux manières:

— on pourrait présumer ce consentement. Ainsi les scientifiques pourraient faire le prélèvement d'organes sauf s'il y a une volonté expresse contraire du défunt ou des ayants droit.

— on pourrait, au contraire, exiger un consentement expressément formulé: consentement préalable du défunt ou consentement actuel des ayants droit. C'est la position qui me semble la plus morale et la plus saine législativement. Ceci n'est d'ailleurs pas compliqué. De plus en plus de gens portent sur eux une carte qui autorise à prélever certains de leurs organes après leur décès. Une campagne d'éducation pourrait encore améliorer la situation.

Le Code civil du Québec a une position assez nuancée sur ce sujet du consentement.

«Un médecin peut effectuer un prélèvement sur un cadavre si, à défaut de directives du défunt, il obtient le consentement du conjoint ou du parent le plus rapproché. Ce consentement n'est pas nécessaire lorsque deux médecins attestent par écrit l'impossibilité de l'obtenir en temps utile, l'urgence de l'intervention et l'espoir sérieux de sauver une vie humaine. (art. 22)»

La volonté exprimée du défunt prime donc, qu'elle soit favorable ou non au prélèvement. Ce n'est qu'en cas de silence que le proche ou le médecin peuvent s'y substituer. Et encore là, la volonté du proche prédomine si elle est connue. Cette disposition du Code peut donner lieu à des abus : deux médecins peuvent s'entendre pour donner les autorisations requises sans faire de réels efforts pour rejoindre les proches. Mais pourquoi cette méfiance excessive, alors que l'ensemble des médecins sont sûrement consciencieux et que la législation est déjà très restrictive? Cette présomption en effet n'est possible que lorsque la vie d'une autre personne est en jeu. Elle ne concerne donc pas les greffes d'yeux, ni de reins, ne même les prélèvements de cœur pour un éventuel emmagasinage dans une banque[54]. Dans tous ces cas demeure le principe du consentement.

Rien n'interdit d'ailleurs de faire une campagne d'éducation pour amener les gens à consentir au don préalable de leurs organes. Le Gouvernement du Québec en-

---

54. Telle est l'interprétation du juge A. Mayrand (*L'inviolabilité de la personne*, Montréal, Wilson et Lafleur, 1975, p. 161-162).

voie déjà, annexée au permis de conduire automobile, une formule d'autorisation de prélèvement des organes. Il est facile pour presque tous les citoyens de signer cette formule et de la garder sur soi. Un effort d'éducation en ce sens pourrait d'ailleurs facilement porter fruit.

Les priorités sociales

Quand on a commencé les transplantations de cœurs humains en 1967, certains scientifiques, comme le docteur Hans Selyé, se sont élevés contre ces initiatives. Non seulement parce que les résultats apparaissaient douteux, mais surtout parce qu'il leur semblait que l'argent et les énergies dépensés ici serviraient bien mieux ailleurs, par exemple, à la médecine préventive. Une transplantation cardiaque coûte $25 000. Passe encore quand les coûts étaient défrayés par les individus — encore qu'à ce moment seuls les riches pouvaient se payer une médecine de pointe — mais du moment que les coûts sont absorbés par la collectivité (assurance-maladie), il est encore plus normal que la communauté humaine s'interroge sur ses priorités. Si les fonds en argent et en énergie étaient illimités, cela ne serait peut-être pas nécessaire. Mais tel n'est manifestement pas le cas.

Une société doit donc se demander où elle investit. Vaut-il mieux privilégier la médecine de pointe ou la médecine de masse (par exemple, la médecine préventive)? Vieux débat qui ne s'applique pas que pour les greffes du cœur. On le retrouve aussi dans d'autres secteurs et pour d'autres greffes, par exemple certains cas de chirurgie plastique.

Vieux débat, mais aussi faux débat pour une part, parce que ce sont souvent les découvertes de la médecine de pointe qui provoquent des retombées bénéfiques pour le grand nombre.

Faux débat partiellement; mais aussi partiellement vrai débat. Car on ne peut éviter de faire des choix. Il faudrait choisir les deux. Comment éviter de tout mettre en œuvre pour aider tel individu dans le besoin? Mais comment plutôt ne pas prévenir massivement plusieurs de ces accidents ou maladies qui ensuite exigeront des greffes coûteuses? Impossible de faire les deux. Plutôt que d'éliminer l'une des deux possibilités de l'alternative, n'y aurait-il pas moyen de chercher un équilibre entre les deux? Mais un équilibre qui, à mon avis, privilégierait quand même la médecine de masse, voire souvent la médecine préventive.

Les milieux médicaux eux-mêmes déplorent parfois l'abus des interventions chirurgicales. Les médecins sont excusables: les gens eux-mêmes les forcent, en attendant d'eux pratiquement des miracles. Mais les médecins n'ont-ils pas aussi leur part de responsabilité dans cette escalade? Le docteur Paul David, directeur de l'Institut de cardiologie de Montréal, lors d'une intervention au séminaire qui a donné naissance à ce livre, déplorait le fait que les médecins avaient souvent une attitude puérile. Sort un médicament nouveau, une technique nouvelle, tous veulent la pratiquer. Alors que les techniques nouvelles qui comportent des risques et coûtent souvent très cher devraient être mises à l'épreuve dans des centres très spécialisés pour n'être généralisées que lorsqu'elles sont sûres.

J'ai parlé jusqu'ici de l'équilibre à établir entre les techniques de pointe et la médecine de masse au plan national. Le même questionnement vaudra au plan international. Quand on sait qu'avec nos moyens les plus banals, avec l'argent que demande une seule transplantation de rein ou de cœur, avec les ressources en temps et en personnel que demande la chirurgie plastique, on pourrait nourrir, soigner, sauver de la mort une multitude de gens du Tiers monde, il y a lieu de s'interroger. Soit dit, non pas pour en conclure automatiquement que les greffes, et notamment les greffes dispendieuses, seraient contraires à l'éthique, mais pour inciter à trouver un équilibre entre les diverses exigences de l'éthique. Car l'attention à la santé et à la qualité de vie de tous les êtres humains est requise par l'éthique.

Après avoir réfléchi sur certains éléments qui entrent en ligne de compte, nous arrivons à l'heure des choix, des options. En effet, la réflexion éthique ne va pas au bout de sa requête si elle n'arrive pas à suggérer des lignes de conduite, des pistes d'actions. Considérons donc un cas après l'autre.

Tissus de soutien

Beaucoup de greffes ont pour objet la peau, les os, les cartilages, les vaisseaux, à savoir divers tissus de soutien. Elles n'offrent pas de difficultés particulières sur le plan éthique, du moment où on mesure les inconvénients subis par les donneurs et où on s'occupe d'y remédier, puisqu'au fond ces tissus ne s'incorporent pas vraiment à la personnalité du receveur, mais ne font que servir de support.

On peut formuler le même jugement si les greffons proviennent d'animaux. Ces greffes statiques, en effet, ne s'incorporent pas proprement à l'organisme humain. Ce sont plutôt des greffons de soutien. Ils ne changent guère la personnalité. Il s'agit d'un cas d'utilisation des animaux par l'homme, analogue à leur emploi comme aliment ou à leur utilisation en médecine expérimentale. Le pape Pie XII, dans son allocution du 14 mai 1956, a vanté les greffes zooplastiques, y compris celle de la cornée d'un animal, si elle était biologiquement possible et indiquée. «Si l'on voulait fonder sur la diversité des espèces l'interdiction morale absolue de la transplantation, continue le pape Pie XII, il faudrait en bonne logique déclarer immorale la thérapie cellulaire qui se pratique actuellement avec une fréquence croissante.» Même chose de la thérapie hormonale.

Les réticences pourraient survenir seulement des greffons (greffes d'organes) qui risqueraient d'avoir une répercussion sur la personnalité, c'est-à-dire d'entraîner de notables modifications d'ordre physique ou psychique.

Chirurgie plastique

En principe la chirurgie plastique ne peut susciter que des éloges. Elle contribue au mieux-être de la personne, à sa santé psychique, parfois même sa santé physique. Quoi de plus humanitaire, en effet, que de vouloir corriger une déformation qui altère notablement l'aspect d'une personne, crée chez le sujet un danger d'obsession, empêche de mener une vie sociale normale et même parfois de choisir la carrière de son choix.

«Parmi les branches de la chirurgie réparatrice qui se développent, écrit le biologiste Paul Chauchard, il y a la *chirurgie esthétique*. Rien de plus utile que de supprimer une cicatrice anormale qui n'est pas seulement disgracieuse, mais peut se cancériser, que de retendre la peau sur des obèses qu'on a fait maigrir. Il ne faut pas minimiser les désordres psychologiques que cause la laideur: la chirurgie esthétique qui remodèle un visage ou une poitrine disgracieuse n'est donc pas une fantaisie pour riches désœuvrés. On sait d'ailleurs combien cette branche a progressé au service des mutilés de la face.[55]»

Les hésitations viennent plutôt des applications: d'une part, des motivations des demandeurs et, d'autre part, de la proportion entre les inconvénients et les risques de l'intervention chirurgicale et ceux de la déformation elle-même. «Mais ici aussi il faut rester dans une sage limite et ne pas nuire, continue le docteur Chauchard. Certaines opérations des seins comportant tout un appareillage sous-cutané sont des vraies aberrations, de même que les opérations qui

---

55. Cf. P. Chauchard, *Le respect de la vie*, Paris, Beauchesne, 1963, p. 78.

n'auraient pour but que de suivre la mode ou d'adapter le physique d'une actrice au film qu'elle tourne.» On pourrait s'interroger aussi sur la valeur morale de certaines interventions complexes pour diminuer les varices. Les mêmes hésitations peuvent porter sur certaines opérations de «rajeunissement».

En plus des inconvénients et risques à calculer d'un point de vue médical ici — car personne n'a le droit moral de mettre en cause sa santé sans un motif proportionné — il faudrait s'interroger sérieusement sur les motivations plus ou moins inconscientes des gens qui recourent à ces interventions. La peur de vieillir peut être mauvaise conseillère. Elle peut aussi cacher un refus de la condition humaine. Il n'est pas certain d'ailleurs que, matée quelque temps grâce à la chirurgie plastique (ou autre expédient), cette peur ne surgisse de nouveau et cette fois n'empoisonne toute l'existence.

Greffes d'yeux

Le transfert de la cornée d'un cadavre constitue pour beaucoup de malades un moyen prometteur de guérison ou du moins d'adoucissement et d'amélioration. Du point de vue moral, il n'y a rien à redire à l'opération elle-même. Elle est au contraire à développer et à favoriser. Déjà le pape Pie XII, en mai 1956, l'admettait avec enthousiasme.

> «Du point de vue moral et religieux, il n'y a rien à objecter à l'enlèvement de la cornée d'un cadavre, c'est-à-dire aux *kératoplasties* lamellaires aussi bien que perforantes, quand on les considère *en elles-mêmes*. Pour qui les reçoit, c'est-à-dire, le *patient*, elles représentent une restauration et la correction d'un défaut de naissance ou accidentel. À l'égard du défunt dont on enlève la cornée, on ne l'atteint dans aucun des *biens* auxquels il a droit, ni dans son *droit* à ces biens.»
> (Allocution à l'Association italienne des donneurs de cornées, le 14 mai 1956)

Il y a lieu de faire une campagne d'éducation pour amener les gens à prendre conscience de leur devoir éthique envers autrui et à faire le don anticipé de leur corps, y compris de leurs yeux.

On pourrait se demander, par ailleurs, si une personne vivante ne pourrait pas faire le don actuel d'un de ses yeux. La législation québécoise ne s'y oppose pas, me semble-t-il. Mais sur le plan éthique? L'aspect altruiste de l'intervention s'inscrit sûrement dans la perspective de l'éthique. Les inconvénients encourus par le donneur ne sont peut-être pas disproportionnés aux bienfaits qu'en retire le receveur. Mais il faut bien voir que ce moyen, ce sacrifice, n'est pas normalement nécessaire. Il y a d'autre moyen disponible et adéquat d'atteindre le même résultat: le prélèvement de la cornée d'un cadavre. Aussi est-ce avec beaucoup de réticence que l'on considère cette situation. Il serait tellement plus simple et sain d'éduquer les gens à faire don posthume de leurs yeux.

Greffe de rein

La greffe de rein ne pose pas non plus d'insolubles difficultés au plan de l'éthique. Son succès chez les opérés en fait aujourd'hui une technique thérapeutique sans trop grands risques. Advenant un échec, la machine peut encore suppléer les reins défaillants et permettre d'attendre une nouvelle transplantation. Dans ces circonstances le consentement du bénéficiaire peut être facilement acquis.

La grande question éthique vient plutôt du côté du donneur et notamment du donneur vivant. Du côté du donneur mort, il y a deux choses à prendre en considération: la certitude de sa mort et l'expression de son consentement. Mort, en effet, il ne subit aucun tort de cette mutilation et le sacrifice d'un de ses organes sert à augmenter la qualité de vie d'un autre être humain. J'ai déjà dit comment le consentement du défunt ou des ayants droit me semblait requis. De même, ai-je déjà signalé que pour le bien de l'autre, il fallait attendre le moment de la mort. Et comme il n'y a généralement pas urgence ici, le moment de la mort cérébrale totale.

Si le donneur est vivant, la question est plus délicate. Une personne vivante peut-elle légitimement sacrifier un de ses reins pour en aider une autre? Divers aspects sont à considérer.

— *Le consentement d'abord.* Celui-ci est évidemment requis. Le problème est de savoir si ce consentement est libre. Car on imagine facilement les pressions qui peuvent se faire sur un membre de la famille pour qu'il se sacrifie pour un autre. Et comment choisir entre le proche parent qui a l'organe le plus compatible et celui qui semble consentir le plus librement?

— *Les risques.* J'ai déjà signalé les risques encourus par le donneur sur les plans physique et psychologique. Ces risques ne doivent pas être exagérés. Si l'on se braque là-dessus, on ne fera jamais rien. Et par ailleurs, si on y prête vraiment attention, ces risques peuvent être diminués. Sur le plan psychologique, par exemple, on peut soumettre les éventuels donneurs à un examen psychologique.

— *La nature de l'acte lui-même.* Dans le passé, plusieurs moralistes catholiques jugèrent ces interventions immorales parce qu'elles portaient atteinte à l'intégrité de la personne. La mutilation n'est licite que s'il s'agit de sacrifier une partie pour le bien de l'organisme tout entier (principe de totalité). Et ici, l'intervention n'est aucunement ordonnée au bien physique du donneur. Ce jugement a heureusement beaucoup changé. S'il est difficile, en effet, de justifier moralement ces interventions en faisant appel au principe de totalité (car il serait bien risqué de considérer la famille, ou même la société, comme une totalité qui peut exiger le sacrifice de soi), on peut le faire facilement au nom de la fraternité et, pour le chrétien, de la charité. Comment, en effet, ne pas voir un exemple héroïque de fraternité et de charité dans le geste d'une personne qui donne un rein pour en sauver une autre.

— *L'urgence d'intervenir*. Les trois éléments précédents permettraient de conclure à la légitimité du don de rein. Et cependant, un autre aspect doit être considéré. Puisque la transplantation est aussi facile et efficace à partir du rein d'un défunt, le don d'un vivant se justifie-t-il? Aussi certains centres hospitaliers refusent-ils de faire des transplantations de reins à partir d'un donneur vivant. Ce respect semble bien légitime. En effet, on n'est autorisé à faire courir un risque à quelqu'un (le donneur) que s'il n'y a pas moyen de faire autrement pour le bien d'un autre (le receveur). Or, présentement il y a d'autres moyens: l'hémodialyse, la greffe à partir d'un cadavre. Dans la situation actuelle, telles me semblent donc les exigences de l'éthique. Si l'on manque de donneurs défunts, la responsabilité professionnelle incite, encore une fois, à faire plutôt campagne pour amener les gens à consentir par avance au don de leurs organes. Voie difficile, mais voie la plus respectueuse des humains concrets et la plus éducatrice au sens de l'humain.

Greffe de cœur

Reste la greffe de cœur. Les manuels d'éthique ou de déontologie ne contiennent rien d'explicite sur le sujet parce que le phénomène est trop récent. L'on peut s'aider cependant des principes traditionnels, principes concernant les mutilations et l'expérimentation humaine (puisque la greffe du cœur relève encore, de toute évidence, de l'expérimentation thérapeutique).

La difficulté particulière à cette greffe tient au fait que son bénéficiaire meurt si elle ne réussit pas et que le donneur, lui, meurt de toute façon s'il n'est pas déjà mort.

Rappelons quelques faits. D'une part, on a déjà expérimenté des greffes de cœur d'un animal à un autre avec un succès relatif. D'autre part, la greffe de cœur chez l'homme n'est pas pratiquée à titre purement expérimental, mais bien en vue de sauver la vie d'un bénéficiaire qui n'a plus aucune autre chance de survivre. Même si les résultats sont encore insatisfaisants, l'ensemble des scientifiques semblent croire qu'il y a là des chances de réussite et que chaque nouvel essai augmente les chances de surmonter les difficultés.

Certains humanistes désapprouvent ces expériences parce que les résultats en sont douteux, et parce que l'argent et les énergies dépensées ici serviraient bien mieux à la médecine préventive. De toute façon, bien peu de personnes pourront bénéficier de ces prouesses scientifiques : il y a la grave difficulté de trouver un donneur homologue au bon moment, et il y aura toujours une pénurie de donneurs face à la demande.

Compte tenu de tout ce qui précède, les greffes du cœur apparaissent clairement comme conformes à l'éthique, pourvu que l'on respecte certaines conditions :

— le bénéficiaire en a fait lui-même la demande, en toute connaissance de cause (nul n'est jamais obligé de recourir à une technique extraordinaire).

— l'état du malade, au dire de médecins sérieux et compétents, est tellement grave qu'il n'a plus aucune autre chance de survie. Cette condition offre difficulté. Car plus l'état général du malade est détérioré, moins la greffe a de chance de réussir. À cause de la gravité du risque encouru par le bénéficiaire lui-même, on ne peut en conclure qu'il serait légitime d'agir sur un malade qui a encore des possibilités personnelles de vie. Il faut plutôt prendre l'attitude contraire et refuser la greffe quand l'état général du malade est tellement détérioré qu'il n'y a pratiquement pas de chance de succès. Sans quoi, on prendrait des risques inutiles.

— le donneur lui-même est sûrement et réellement mort. Par mort de la personne, j'entends la mort du cerveau. À cause du bienfait escompté pour autrui et de l'absence de tort encouru par un donneur irrémédiablement inconscient, il me semble que l'on peut faire le prélèvement dès que la mort du cortex est valablement constatée. Administrativement et légalement il est très heureux que l'on exige que le constat de cette mort ne soit pas fait par la même équipe que celle qui fera le prélèvement. Il faut éviter, en effet, les conflits d'intérêt et la trop grande hâte à intervenir.

— le donneur a préalablement consenti à donner son cœur.

— ces greffes sont limitées. Dans l'état actuel de la science biomédicale, il faut les restreindre à un petit nombre de malades, soignés dans des centres médicaux parfaitement équipés et appliquant déjà un programme de recherches cardio-vasculaires. On pourrait même parfois attendre la découverte d'une technique plus prometteuse (par exemple, pour juguler le rejet) avant de faire de nouveaux essais. Sans quoi, on pratique un gaspillage qui équivaut à un manque de respect de la personne humaine.

— les résultats des expériences sont rapidement et complètement communiqués aux autres centres de recherche pour éviter les erreurs analogues et les gaspillages. Tous les centres de recherche cardio-vasculaire sont légitimement intéressés à l'avancement de la connaissance et de la thérapie. On ne peut raisonnablement attendre de certains d'entre eux un moratoire, si les autres centres ne les font pas bénéficier rapidement des résultats de leurs expériences. Ce refus ne peut relever d'ailleurs que de l'égoïsme et de la recherche personnelle de gloire. Aussi ne se légitime-t-il aucunement sur le plan moral, ni même social.

V
La transsexualité

Il y a quelques années s'est posé, aux États-Unis, un problème à la fois nouveau et cocasse dans le monde du sport. Doit-on accepter qu'un joueur de tennis transsexué (homme transformé en femme) puisse désormais prendre part aux compétitions féminines? Étant donné sa constitution physique assez imposante, la «nouvelle» femme avait des avantages marqués sur les autres compétitrices; elle devenait une adversaire redoutable et une championne presque assurée.

Le remous créé dans le monde sportif par ce cas «unique» dans les annales du sport a fait connaître au grand public une réalité, sinon nouvelle, du moins peu connue: le changement de sexe.

Le cas dont il est question est celui du docteur Richard, ophtalmologiste, marié et père d'un enfant qui, à l'âge de quarante ans environ, décide de subir une intervention chirurgicale destinée à le transformer en femme. L'opération semble avoir été une réussite. Les téléspectateurs ont pu s'en rendre compte lors de compétitions sportives ou d'entrevues sur les réseaux américains. La «nouvelle femme» a accepté d'expliquer devant les caméras les raisons de sa démarche et a exprimé sa satisfaction de pouvoir vivre enfin selon son sexe «réel».

Ce cas n'est pas unique. Les demandes de transformation sexuelle augmentent même depuis quelques années. Essayons de comprendre le mieux possible de quoi il s'agit, avant d'entreprendre une analyse d'ordre éthique.

LE DONNÉ SCIENTIFIQUE

L'étude scientifique de ce phénomène est assez récente. Nous restons à l'heure présente encore assez démunis, même si nous pouvons accumuler un certain nombre de connaissances sur chacun des aspects de cette réalité[56].

Aperçu sociologique

La *Presse Médicale* de France a donné lieu à un certain débat en 1962, après la publicité faite à certaines transformations chirurgicales accomplies en Afrique du Nord. Si les rédacteurs s'opposaient sur certaines questions comme le changement de l'état civil, ils condamnaient presque tous la transformation chirurgicale. Mais les pays scandinaves et l'Angleterre, plus tolérants, s'étaient déjà attaqués au problème dans les années quarante. Les grandes mutilations créées par la guerre ont provoqué un progrès

---

56. Je m'inspire ici particulièrement des exposés faits lors d'un colloque sur la transsexualité, organisé par le département de sexologie de l'Université du Québec à Montréal (UQAM) le 18 avril 1975. Notamment de celui de l'équipe Bureau-Trempe-Jodoin et des exposés respectifs des docteurs Gilles Côté, psychiatre, Jacques Rioux, gynécologue, Édouard Bolté, endocrinologue.
On peut voir aussi H. Benjamin, *The Transsexual Phenomenon*, The Julain Press, N.Y., 1966; *Transsexualism and Sex Reassignment*, éd. by Green and Money, Baltimore, John Hopkins Press, 1969; *Proceedings of the Second Interdisciplary Symposium on Gender Dysphoria Syndrome*, Éd. by D.R. Laub and P. Gandy, Stanford University Medical Center, Stanford, 1974; *Counseling the Transsexual Therapy*, Baton Rouge, Erikson Educational Foundation, sans date.

des techniques chirurgicales qui furent ensuite appliquées aux cas de transsexualité. Aux États-Unis, il faut attendre les années '60 pour voir un groupe sérieux de médecins et de chirurgiens s'intéresser à ce problème. Aujourd'hui au moins trois grandes institutions travaillent ouvertement sur ces questions : le groupe du University of Minnesota Hospital, le Erikson Educational Foundation, et le Gender Identity Clinic of the John Hopkin's Hospital. Au Canada, il y a quelques années à peine, il fallait aller à Vancouver pour trouver un chirurgien qui fasse l'opération, et encore celui-ci se contentait-il souvent de ne faire que la castration. Aujourd'hui, plusieurs grands hôpitaux s'occupent de répondre aux demandes de changement de sexe, par exemple : le Centre hospitalier de l'Université Laval, le Centre hospitalier de l'Université de Sherbrooke, l'hôpital Sainte-Marie de Trois-Rivières, les hôpitaux Hôtel-Dieu, Notre-Dame, Sacré-Coeur, Maisonneuve, Saint-Luc à Montréal. Le département de Sexologie de l'Université du Québec à Montréal a mis sur pied en 1973 un service de diagnostic et d'aide aux transsexuels.

Selon diverses évaluations, le problème de la transsexualité toucherait environ une personne sur 100 000. Il semble qu'il atteint trois à quatre fois plus d'hommes que de femmes. En 1975, les hôpitaux du Québec suivaient au moins 33 cas (25 h. et 8 f.). Le service de l'Université du Québec à Montréal s'occupait en 1975 de 25 candidats (16 h. et 9 f.). Il va sans dire que toutes les personnes qui souffrent d'identité sexuelle ne s'adressent pas à un centre pour demander une transformation chirurgicale.

Le phénomène du changement de sexe n'est pas un simple phénomène de classe. Il touche tous les milieux sociaux, les hommes aussi bien que les femmes. Ainsi, dans la recherche faite à l'UQAM on trouve des candidats dont les familles appartiennent à tous les statuts socio-économiques : 4 professionnels ou hommes d'affaires, 6 fonctionnaires et commerçants, 4 ouvriers spécialisés, 5 ouvriers semi-spécialisés, 3 manœuvres, 3 cultivateurs. La carrière des candidats à la conversion sexuelle est elle-même diversifiée : 1 travailleur social, 3 professeurs, 2 étudiants, 1 infirmier, 1 ouvrier, 1 vendeur, 2 secrétaires, 2 couturiers, 1 esthéticien, 4 personnes du spectacle et 7 chômeurs. Notons le nombre élevé de gens venant du monde du spectacle (tous masculins d'ailleurs) et surtout le nombre très élevé de chômeurs. Le niveau scolaire des candidats, enfin, est lui-aussi très diversifié : universitaire 4, collégial 5, secondaire 7, primaire 8, aucun 1.

Plusieurs candidats au changement de sexe se recrutent dans les clubs d'homosexuels ou de travestis. Certains transsexuels mâles sont d'ailleurs « barmaid topless », danseuses à « gogo » ou même « stripteaseuses ». Une des difficultés des thérapeutes est justement de différencier parmi les gens qui s'adressent à eux les vrais transsexuels des faux qui sont mus par des motifs les plus divers : psychose, exhibitionnisme, goût du lucre. Plusieurs candidats qui se sont adressés à l'équipe de l'UQUAM ne seront vraisemblablement pas retenus comme vrais transsexuels.

Notion

Il y a transsexualité quand il y a un conflit d'identité sexuelle, une incohérence entre l'identité corporelle et l'identité psychologique. Il y a transsexualité quand une personne a la conviction qu'elle ne possède pas l'anatomie de son sexe réel, quand son anatomie ne correspond pas à la perception de son identité sexuelle. Elle se croit homme alors qu'elle a un corps féminin ; lui se croit femme bien qu'il possède une anatomie masculine. La perception plus ou moins consciente de ce conflit remonte au temps les plus reculés de l'enfance. Elle persiste malgré des efforts pour y remédier, y compris parfois par un mariage et un mariage fécond. Il est impossible de parler de responsabilité ou de culpabilité à cet égard : on est comme cela, malgré soi.

Il est impossible de brosser un tableau clinique de la transsexualité. Il n'existe pas de portrait robot des trans- sexuels: chaque cas peut témoigner d'une histoire tout à fait personnelle, de même que d'un vécu singulier. Les candi- dats suivis par l'équipe de l'UQAM manifestent une grande variété dans l'expression du rôle sexuel, de l'érotisme, du désir de conversion anatomique, de même que dans le de- gré de satisfaction de leur situation. (Il est vrai que plu- sieurs de ces candidats ne semblent pas constituer de vrais transsexuels, comme il fut signalé précédemment.)

Malgré la singularité de chaque cas (*i.e.* de chaque vécu), il existe des traits communs à tous les transsexuels. À la suite du docteur G. Côté, psychiatre à l'hôpital Notre- Dame, on peut retenir les quatre caractéristiques suivantes:

1.   La conviction qu'a un individu d'appartenir à l'autre sexe, malgré l'évidence contraire que lui révèle sa confor- mation anatomique et biologique. Lui ne se perçoit pas comme un individu efféminé, ni comme un «sexe change», mais comme une femme; elle ne se perçoit pas comme viriloïde, mais comme un homme. L'attirance d'ordre sexuel pour une personne du même sexe anatomique n'est pas perçue comme attirance homosexuelle, c'est-à-dire pour un individu du même sexe, mais réellement comme attirance hétérosexuelle.

2.   Un désir et un besoin pressant de subir une intervention pour changer de sexe. Le transsexuel tentera souvent par tous les moyens de transformer lui-même ou de faire trans- former son apparence extérieure afin de la rendre conforme à l'image qu'il a de son identité sexuelle. On rencontre as- sez fréquemment des transsexuels qui se sont castrés ou mutilés eux-mêmes sauvagement afin de forcer le médecin à poursuivre l'opération. Plusieurs prennent des hormones sans ordonnance médicale, et à des doses parfois invrai- semblables.

3. La recherche d'un mode de comportement le plus conforme possible à celui du sexe opposé au niveau des manières, des attitudes, des vêtements, des activités ou objets d'amour. Cette façon de faire et de vivre est perçue comme normale ou simplement conforme à son identité propre. Le transsexuel ne *fait* pas *comme* un individu de l'autre sexe, il *est* un individu de l'autre sexe.

4. Une libido faible, parfois quasi-inexistante. Loin de percevoir ses organes génitaux comme objet de plaisir ou de fierté, le transsexuel les perçoit plutôt comme un objet de dégoût: source de souffrance et d'anxiété, corps étranger dont il faut se départir. Aussi se masturbe-t-il rarement, et a-t-il peu de désir érotique. Il cherche à dissimuler sa conformation anatomique: c'est comme s'il avait honte de son anatomie.

Problèmes apparentés

Pour saisir la spécificité de la transsexualité il importe de bien distinguer cette entité clinique des autres qui peuvent lui ressembler, notamment de l'hermaphrodisme, du travestisme et de l'homosexualité. Si l'un ou l'autre des traits de la transsexualité se retrouve chez ces autres personnes c'est dans une perspective et un ensemble différents qui finalement ne prêtent pas à confusion.

Hermaphrodisme L'hermaphrodite est l'individu qui possède les organes sexuels des deux sexes. Il n'est pas certain qu'il existe des hermaphrodites parfaits, c'est-à-dire des êtres qui possèdent les organes sexuels mâles et femelles complètement développés et qui peuvent procréer ou, en tout cas, accomplir l'acte sexuel dans le rôle d'homme aussi bien que dans le rôle de femme. Mais il existe plusieurs modalités de pseudo-hermaphrodisme: il peut s'agir d'individus qui ont les caractères sexuels secondaires de l'autre sexe (par exemple, une femme à barbe; un homme féminoïde) ou de personnes qui possèdent à l'état rudimentaire quelque organe génital de l'autre sexe (par exemple, un homme qui aurait un ovaire; une femme qui aurait un testicule). Dans la plupart de ces cas, le sexe dominant est facilement identifié, même si l'anomalie peut être plus ou moins marquée.

L'hermaphrodite peut souffrir de son anomalie; il peut chercher à la corriger. Mais la plupart du temps son identité sexuelle est nette et il n'en souffre pas. Il peut arriver cependant qu'un hermaphrodite veuille changer de sexe. Ce serait le cas par exemple d'un hermaphrodite parfait qui aurait été éduqué et identifié selon tel genre («gender role») et qui désirerait un jour changer d'identité. On peut penser aussi à un pseudo-hermaphrodite qui désirerait corriger son anatomie dans le sens de son sexe non-dominant; ou plus souvent encore à un pseudo-hermaphrodite dont on aurait mal identifié le sexe dominant et qui désirerait changer le sexe dans lequel il a été éduqué.

Travestisme On appelle travestisme le fait de se vêtir et de se comporter comme les personnes de l'autre sexe. Ce trait peut donc se trouver fréquemment dans la transsexualité. Une étude attentive, cependant, permet de distinguer ces deux entités cliniques.

Ainsi le travesti mâle s'identifie bien à son sexe: il se considère comme étant vraiment un homme. Son activité de travesti est passagère: la majeure partie de son existence se passe vêtu comme tout autre individu de son sexe. Pour lui, le pénis est une source de gratifications et de plaisirs érotiques; il n'éprouve pas le besoin, ni le désir de s'en départir. Le fait de se vêtir comme un individu de l'autre sexe n'est pas vécu comme une manière d'être conforme à son identité propre, mais comme un moyen fétichiste de parvenir à un plaisir sexuel.

Homosexualité L'homosexuel est celui qui est attiré sexuellement par une personne du même sexe que lui. Il n'y a pas là de problème d'identité sexuelle, mais d'orientation érotique : l'homme homophile se perçoit comme un individu mâle et non comme une femme ; la lesbienne se perçoit véritablement comme une femme et non comme un homme plus ou moins manqué. C'est là une situation, un vécu très différent de la transsexualité. L'homosexuel se travestit d'ailleurs assez rarememt : peu d'entre eux recourent à ce camouflage, et beaucoup d'homosexuels détestent franchement les travestis. L'homosexuel recherche un individu de même sexe, en ayant conscience que la relation sexuelle s'établit entre deux êtres sexuellement identiques. Le pénis est pour l'homosexuel mâle la principale source de plaisirs érotiques. La lesbienne se complet dans un objet sexuel semblable au sien. Ni l'un ni l'autre ne tiennent à se départir de leurs organes génitaux. Et, en général, leur libido est forte.

Généralement, le travesti et l'homosexuel ne veulent pas changer de sexe. Ils sont très satisfaits de leur indentité sexuelle : ils en sont même fiers. Diverses raisons cependant peuvent les amener à vouloir un changement anatomique. Par exemple, le sentiment de culpabilité : si un homme se fait faire une anatomie féminine, il ne se sentira plus coupable ensuite de rechercher un homme comme partenaire sexuel. Autre exemple, un homme qui travaille comme danseuse à gogo et qui a toujours peur d'être découvert, risquant ainsi de perdre son emploi ou même de se faire emprisonner pour « grossière indécence ».

Syndrome

Le désir de changer de sexe n'est donc pas toujours un signe de transsexualité. Bien d'autres réalités que l'hermaphrodisme, le travestisme et l'homosexualité peuvent d'ailleurs donner naissance à ce même désir. Ce peut être, par exemple, la fuite de la réalité, la réalisation d'un fantasme, la fuite de la culpabilité, l'identification à la « mère primitive », etc.

La littérature a mis en relation ce désir d'un changement de sexe avec les différentes formes possibles de névroses, de perversions ou de psychoses. L'observation et la recherche cliniques ont confirmé la justesse de ces vues. Le désir de changer de sexe recouvre des vécus très divers et s'expliquent par des causes multiples.

On peut même parler aujourd'hui d'une certaine généralisation de ce désir, d'une certaine recrudescence. Comment l'expliquer? Les chercheurs de l'UQAM proposent les quatre motifs suivants. «La première raison se rattache à une forme de contamination sociale. Il existe, à Montréal et à Vancouver par exemple, un certain milieu de travestis et d'homosexuels qui véhicule l'illusion que le changement de sexe est une solution miracle à tous les problèmes de dépression, de culpabilité, de difficulté de vivre. C'est à 20, 30, 40 ans que le sujet découvre soudain ce qu'il appelle parfois une nouvelle identité.» Il existe d'ailleurs dans ce milieu des gens qui enseignent aux autres ce qu'il faut dire ou faire pour obtenir la transformation chirurgicale. «La deuxième raison se repère dans cette remise en question, parfois radicale, de la masculinité et de la féminité. Le courant unisexe, la tentation de la bisexualité ne soulagent peut-être pas autant qu'on a pu le croire ceux qui ont de la difficulté à vivre selon leur identité biologique.» «La troisième raison tient au fait qu'un grand nombre de problèmes, de conflits ne peuvent qu'affecter le sens de son identité. L'identité sexuelle est au cœur de notre individualité. C'est pourquoi il n'est pas rare que certains échecs, certains sentiments dépréciatifs se transforment facilement en une remise en question de son identité sexuelle.» «La quatrième raison vient des tendances bisexuelles qui existent en tout être humain.»

On voit par là comment le problème se complique et combien le diagnostic de la transsexualité demande d'attention.

Étiologie

Dans l'ensemble, les causes réelles de la transsexualité ne sont pas bien connues. Différentes sphères de l'activité humaine ont été explorées. On retient trois facteurs étiologiques possibles: génétique, neuro-endocrinien et psychologique.

L'influence des facteurs biologiques (génétiques et neuro-endocriniens) est difficile à établir parce qu'elle se situerait principalement durant la vie fœtale. Cependant, l'observation de transsexuels, qui ont reçu une éducation satisfaisante et ont vécu dans un milieu sain, semble inférer une origine biologique au moins en certains cas. Certains transsexuels, d'ailleurs, racontent des accidents durant la grossesse de leur mère: traitement hormonal pour danger d'avortement spontané, mongolisme chez des frères et sœurs, syndrome de Stein-Leventhal.

Le docteur E. Bolté, endocrinologue à l'Hôtel-Dieu, conclut une analyse de la littérature médicale sur ce point en disant qu'il reste une possibilité que chez 15 à 30% des transsexuels féminins il y ait une fonction ovarienne anormale, probablement de type Stein-Leventhal avec problèmes d'anovulation. Les transsexuels mâles présenteraient une fonction gonadique normale à l'âge adulte. Il reste donc que la majorité des cas ne présentent pas de problèmes biologiques connus. Force est d'interroger les facteurs psychologiques.

Selon le psychiatre G. Côté, l'expérience démontre «qu'à la naissance, lorsqu'une erreur de diagnostic sur la vraie nature du sexe de l'enfant est commise, le message transmis aux parents devient un facteur déterminant sur l'évolution psychosexuelle ultérieure de l'individu, sur son identification et le rôle qu'il assumera en tant qu'*homme* ou *femme*». Mais ces cas restent très rares.

La qualité des relations mère-enfant et père-enfant durant les premières années de la vie influencent sûrement le comportement. Le nom donné à l'enfant, la tenue vestimentaire et la coiffure imposées, les jeux suggérés, les réactions à l'égard des manifestations sexuelles de l'enfant ont certainement une influence. Le caractère des parents revêt aussi une importance particulière, étant donné que l'enfant s'identifie normalement au parent du même sexe. Par exemple, explique le docteur Côté, un père qui a un caractère passif, qui joue un rôle effacé dans la famille, qui est constamment dominé et castré par une femme rigide et agressive devient un bien pauvre modèle d'identification pour le garçon. À l'inverse, l'existence d'une très grande intimité entre la mère et l'enfant qui va au-delà de la période de symbiose normale, qui met l'enfant à l'abri des difficultés et des frustrations normalement nécessaires au développement d'un enfant, ne permet pas non plus une identification normale au père. Une influence certaine tient aussi à la manière dont on a découvert l'érotisme pubertaire, et vécu les premières rencontres hétérosexuelles. Mais qu'y a-t-il de déterminant dans tous ces facteurs? Plusieurs ne sont-ils pas évoqués pour expliquer d'autres troubles de la personnalité?

À la lumière des données acquises, on ne peut donner une explication unique et complète du phénomène. Aucune théorie n'explique tous les cas. Chaque genèse de transsexualité est unique: l'une tient à tel facteur, l'autre à tel facteur. Le plus souvent d'ailleurs une multitude de facteurs — s'accumulant, se renforçant, s'inter-influençant — expliquent l'origine de la transsexualité.

Thérapie

Que peut-on faire pour aider les transsexuels? Quels traitements sont possibles et avec quel espoir de réussite?

aide fraternelle

On peut penser d'abord à une aide fraternelle: leur manifester de la compréhension et de la sympathie; les aider à accepter leur situation avec ses souffrances et ses difficultés. Ils ne sont pas coupables, ni responsables de leur état. Personne n'est parfaitement à l'aise dans sa peau. Être adulte c'est savoir s'accepter, construire quelque chose à partir de ce que l'on est, faire surgir de la lumière de l'ombre. On peut insister sur les inconvénients chirurgicaux, sociaux, moraux de la conversion sexuelle, sur les incertitudes des résultats. On peut les aider à trouver un milieu de vie et de travail qui les favorise.

Quelles sont les chances de cette forme d'aide? Cela dépend des sujets. Nous avons déjà vu que le désir de conversion sexuelle est plus ou moins profond selon les candidats. Reste qu'il ne faut pas se faire illusion. Pour la plupart, cette forme d'aide est bien insuffisante. Il leur est très difficile de s'épanouir normalement avec leur conflit d'identité. En rester là, c'est condamner certains à une vie bien misérable.

psychothérapie
Plutôt que d'aider à accepter une situation difficile, on peut essayer de changer la situation. Le premier procédé qui vient en tête alors c'est d'essayer un traitement psychologique. S'il y a conflit entre sexe biologique et sexe psychologique, pourquoi ne pas essayer de changer le sexe psychologique? Pourquoi ne pas aider à changer l'image que quelqu'un a de lui-même? Comme il s'agit d'un conflit d'identité très profondément enraciné dans l'être, et qui remonte souvent très loin dans l'histoire du sujet, on comprend qu'il faudra ici un traitement long et difficile. Les ressources de toutes les branches de la psychologie ne seront pas inutiles.

Avec quelle chance de succès? La littérature scientifique est peu loquace sur ce point. Il semble cependant que la transsexualité soit une ambiguïté inscrite tellement profondément dans l'être qu'une psychothérapie est vraisemblablement incapable de rétablir le sujet dans son identité. Certains prétendent que l'image de soi est fixée dès l'âge de deux ans, et qu'il est ensuite impossible d'en sortir.

Traitement hormonal et chirurgical
Devant le peu d'espoir suscité par la psychothérapie, il reste à envisager la conversion sexuelle c'est-à-dire à ajuster le sexe morphologique au sexe psychologique par un traitement hormonal et chirurgical.

a) *traitement* Certains auteurs préconisent l'utilisation d'hormones sans que cela soit nécessairement relié à un traitement chirurgical définitif. Cela se justifierait notamment chez certains patients peu motivés qui ne réclament pas de chirurgie, ou chez d'autres patients qui ne sont pas opérés à cause de pressions familiales ou sociales, ou à cause du coût prohibitif des interventions. Souvent, cependant, la thérapie hormonale intervient comme test préopératoire et ensuite comme support à la nouvelle condition sexuelle.

Se référant à son expérience et aux travaux de certains chercheurs, comme Pauly, Benjamin, Hamburger, le docteur Bolté de l'Hôtel-Dieu de Montréal décrit ainsi le résultat de certains traitements hormonaux. Chez des transsexuels féminins, l'emploi de testostérone produit généralement (72% des cas) des changements majeurs : cessation des règles, poussée de poils et de barbe, augmentation de bien-être et de force physique. Il y a parfois diminution du volume des seins avec une baisse dans la tonalité de la voix et souvent une augmentation du clitoris. Le comportement émotif est très amélioré dans 80% des cas. Chez le transsexuel mâle, l'emploi d'œstrogène inhibe presque complètement la fonction testiculaire : on peut noter une atrophie des testicules avec une baisse marquée de la libido, de l'érection et du pouvoir d'éjaculation. Par ailleurs les seins se développent graduellement. Il y a aussi atrophie du tissu prostatique et apparition de tissus graisseux à des sites compatibles avec le phénotype féminin. La voix ne se modifie que très peu. Il y a habituellement peu de changement de la poussée de la barbe, mais on assite souvent à une bonne diminution et parfois à une régression complète des poils sur le corps (à l'exclusion des poils axillaires et pubiens). Ces effets des œstrogènes sont réversibles, s'il y a cessation de la thérapie.

Pour une conversion sexuelle complète, on doit procéder ensuite à certains travaux de chirurgie. Chez le transsexuel mâle, il peut y avoir chirurgie plastique notamment pour la féminisation du larynx et l'élimination des poils de la barbe. Mais finalement il faut enlever le pénis et le scrotum, et fabriquer un néo-vagin. Chez le transsexuel féminin, on peut avoir à modifier les seins, mais l'opération de loin la plus délicate est la confection d'un pénis et d'un scrotum. Les transformations génitales peuvent exiger une hospitalisation de 3 à 4 semaines.

b) *diagnostic* Certains médecins procèdent à la légère. On cite couramment les villes de New York et de Vancouver où il est facile et expéditif de se faire opérer, de même qu'on parlait de l'Afrique du Nord il y a quelques années. Que ce soit par souci de lucre ou par désir de répondre simplement à la demande, il y a là un fait. Mais la plupart du temps, et notamment au Québec, il semble que l'on procède avec beaucoup de sérieux et de précaution. Les médecins sont conscients du sérieux de ces interventions chirurgicales aussi bien qu'hormonales. Ils veillent à éliminer les faux transsexuels. Ils s'assurent de la fermeté de la volonté des patients, ils procèdent par étapes. Ils travaillent d'ailleurs en équipe multidisciplinaire : de telles équipes existent notamment à Notre-Dame, Maisonneuve, Centre hospitalier de l'Université Laval.

c) *Scénario de l'équipe de diagnostic et de traitement* Les équipes ont souvent adopté un protocole de travail, un mode de fonctionnement détaillé et consciencieux. On y trouve les étapes suivantes :

1. Examen psychiatrique du candidat par au moins deux spécialistes : sexologue, psychologue ou psychiatre.
2. Exploration du milieu familial par un travailleur social.

Ces étapes sont nécessaires pour permettre d'identifier les vrais transsexuels des autres : il importe en effet d'évaluer le sérieux de la volonté, la santé de la personnalité, les chances de réadaptation au nouveau rôle, etc. Ainsi à l'hôpital Notre-Dame refuse-t-on les cas au comportement psychopathique, cas antisocial caractérisé par la prostitution, l'alcoolisme, la narcomanie, la tendance à se relier au monde interlope, de même que les individus qui souffrent de troubles névrotiques graves, particulièrement ceux qui ont fait des accès dépressifs à répétition, ceux qui ont fait des tentatives de suicide. Pour eux, en effet, le postopératoire s'annonce mal, de même que l'adaptation au nouveau mode de vie.

3. Traitement hormonal. À ce stade, ce traitement est un outil à la fois diagnostique et thérapeutique. Le plus souvent il confirmera le candidat dans son intention première et facilitera la phase d'initiation sociale que l'on demande aux patients avant d'entreprendre les étapes chirurgicales.
4. Délai de 2 à 3 ans avant de passer à la chirurgie. Les étapes précédentes demandant déjà un certain délai. Un délai aussi long est nécessaire puisque l'intervention chirurgicale est irréversible. C'est un délai qui, finalement, permet d'évaluer les chances de succès.
5. Thérapie de support après l'opération chirurgicale pour aider à l'adaptation au nouveau rôle.

d) *Résultats* Quels résultats peut-on espérer de toutes ces interventions ? Dans l'état actuel des connaissances, il semble qu'il faille bien distinguer les cas.

Faites dans de mauvaises conditions ou avec des sujets peu motivés, psychopathes ou névrotiques, les résultats sont très pauvres. Les gens ne sont pas heureux de leur nouvelle identité. Ils s'adaptent mal au nouveau mode de vie. Ils sont insatisfaits sur le plan esthétique et, rapporte le docteur Côté, «ils n'en finissent plus avec des revendications injustifiées qui relèvent davantage de la fantaisie que de la réalité». Ou bien encore, «l'individu continue à vivre dans un milieu marginal et souvent l'intervention n'aura servi qu'à accroître ses revenus de la prostitution».

Par ailleurs, avec des sujets bien motivés, sélectionnés et préparés, les résultats paraissent très positifs. Sur le plan psychologique, les gens sont heureux: ils se retrouvent enfin dans leur unité profonde. Ils peuvent s'insérer dans la société sans hypocrisie. Le traitement hormonal améliore déjà grandement leur comportement émotif. La chirurgie complète leur sens de l'identité, favorise leur apaisement et leur équilibre. Sur le plan physique, l'apparence peut être très bonne. La vie sexuelle active est possible. Rappelons cependant que cette dimension est loin d'être prédominante chez les vrais transsexuels. Le converti en femme est assez heureux avec son néo-vagin: les relations coïtales sont possibles moyennant des soins particuliers pour maintenir l'ouverture du néo-vagin. Pour l'individu transformé en mâle, l'apparence du pénis et du scrotum peut être assez bonne. Il pourrait réussir la pénétration d'une partenaire sexuelle mais au prix de techniques un peu difficiles (introduction d'un support dans le néo-pénis). Il n'y a évidemment pas de procréation. Dans tous les cas, le traitement hormonal sera exigé pour le reste de la vie.

Sans être mirobolant, le résultat possible est donc positif dans l'ensemble. Et on peut conclure par ce jugement nuancé du docteur Côté.

«Malgré tout, même si l'intervention apporte un soulagement, rend l'individu plus heureux dans l'ensemble, une insatisfaction persiste..., l'individu n'obtient pas le sentiment d'appartenir d'une façon totale et entière à l'autre sexe, beaucoup d'entre eux cherchent et conti-

nueront à chercher à acquérir davantage d'attributs, caractères et fonctions qui appartiennent à l'autre sexe.
Quoique nous fassions comme transformation avec les
hormones et la chirurgie, nous n'apportons qu'une solution partielle au problème du transsexuel.[57]»

Incidences sociales et juridiques

La transsexualité soulève plusieurs problèmes à caractères social et juridique.

Avant tout traitement, l'individu, on l'a déjà dit, est
«mal dans sa peau» et mal ajusté socialement. S'il porte
les vêtements de l'autre sexe et a changé de prénom, il
aura souvent à souffrir de son état civil inchangé : notamment, chaque fois qu'il aura besoin de montrer son acte de
naissance, son permis de conduire, son passeport, etc. Il
pourra même avoir beaucoup de difficulté à se trouver du
travail.

La transformation sexuelle n'élimine pas comme par
enchantement ces problèmes juridiques. Au Québec, depuis décembre 1978, la loi permet au transsexué de changer d'état civil (prénom, sexe) : la situation s'est donc grandement améliorée. Mais il n'en va pas de même dans
beaucoup de pays. Si la personne est mariée, on peut se
demander ce que devient son mariage et quel genre de
rapport elle adoptera avec ses enfants? L'individu, d'ailleurs, peut-il se marier ou se remarier? Et qu'advient-il des
assurances, des régimes de pensions, etc. Bref, on voit que
plusieurs questions se posent.

On peut signaler, enfin, le coût social de toutes ces interventions. Elles sont couvertes par l'assurance-maladie,
mais est-il juste que de tels coûts retombent sur l'ensemble de la communauté?

---

57. G. Côté, colloque organisé par l'UQAM, p. 8.

Il y a une quinzaine d'années existait une certaine unanimité chez les moralistes pour dénoncer l'immoralité du changement de sexe. Peut-être le progrès de la médecine (chirurgie et immunologie) ne permettait-il guère encore une intervention facile et qui avait chance de succès? Peut-être l'analyse d'ordre psychologique n'avait-elle pas encore réussi à bien distinguer le transsexuel de l'homosexuel ou du travesti? Toujours est-il que le consensus semblait assez général[58].

L'essentiel de ce consensus tient dans les deux propositions suivantes, concernant l'une les hermaphrodites, l'autre les transsexuels.

1. Dans les cas d'hermaphrodisme, ou de pseudo-hermaphrodisme, il était considéré comme moral de recourir aux traitements hormonal et chirurgical pour aider quelqu'un à trouver son identité sexuelle. « Il est indiscutable, écrit le moraliste français Tesson, qu'un être humain a toujours le droit de se situer aussi nettement que possible dans l'un des deux sexes humains. Et l'acte du chirurgien qui, par son art, aide ceux qui le désirent à échapper à l'indétermination sexuelle que la nature leur a imposée, est parfaitement justifié.[59] »

58. *Cf. La Presse Médicale*, 10 février 1962, p. 357-358, article du chirurgien R. Troques; suivi d'une réaction d'un psychiatre, R. Held, le 3 mars 1962, p. 552. Cependant une réaction positive en faveur de la transformation sexuelle a été publiée le 19 mai 1962, p. 1240. Voir aussi Decourt et Guinet, *Les états intersexuels*, Paris, 1962, p. 321-325.

J. Paquin, *Morale et médecine,* Montréal, l'Immaculée-Conception, 3e éd., 1960, p. 255-256; T. J. O'Donnel, *La morale en médecine, Mame, 1962* (traduit de l'américain par M. Chavanon, Mame, 1962 (c. 1961), p. 263-267. E. *Tesson,* «Ambiguïté sexuelle et liberté de choix», dans *Cahiers Laennec,* vol. 20, n° 2 (juin 1962) p. 47-58.

59. E. Tesson, dans un article cité par O'Donnel, déjà cité, p. 267.

Cependant se posait la question du sexe à choisir. Les uns, comme le théologien américain O'Donnel, exigeaient d'intervenir dans le sens du sexe identifiable, des caractères anatomiques prédominants; alors que d'autres, comme Tesson, pensaient que l'éthique s'accommodait de la liberté de choisir le sexe qui permettait le meilleur équilibre et épanouissement du sujet.

2. La seconde proposition concerne les transsexuels au sens strict. Et ici la condamnation morale du changement de sexe est claire. «Personne n'a le droit, appartenant à un sexe, d'essayer par des modifications dues à la chirurgie ou la pharmacologie, de vivre comme s'il faisait partie du sexe opposé. [60]»

C'était il y a une quinzaine d'années. Le tableau a-t-il changé depuis? Dans mes recherches, je trouve très peu d'études morales sérieuses sur la question. La Erickson Educational Foundation a publié, ces dernières années, le témoignage de 14 personnalités de diverses confessions religieuses, toutes favorables à la transformation sexuelle[61]. La publication rapporte aussi une enquête faite à Baltimore en 1966 auprès de certains pasteurs: 13 étaient favorables à la transformation sexuelle, alors qu'un seul réservait son jugement.

Sur quoi se fondait l'opinion traditionnelle pour porter un jugement différent sur l'hermaphrodisme et sur la transsexualité? Sur le *bien de la personne* évidemment; mais plus concrètement, sur le *principe de totalité*. Ce principe, accepté par les papes Pie XI et Pie XII, énonce que l'on pouvait sacrifier une partie pour le bien d'un tout organique. La transformation sexuelle de l'hermaphrodite implique à l'évidence une *mutilation*, mais la mutilation d'une

---

60. T. O'Donnel, p. 267.
61. *Religious Aspects of Transsexualism*, Baton Rouge, Erikson Educational Foundation (avant 1966).

partie se trouvait justifiée pour le bien de l'ensemble du corps humain. D'un autre côté, on pouvait considérer qu'il s'agissait d'une *expérimentation thérapeutique* : or, de ce point de vue aussi, l'intervention était justifiée pour le bien du malade lui-même quand il n'y avait pas d'autre remède possible. En somme, il s'agissait d'*aider la nature* ou de remédier à une déficience de la nature.

Certains pensent que ces principes, loin de justifier un jugement moral différent sur l'hermaphrodisme et sur la transsexualité, s'appliquent aussi bien à une situation qu'à l'autre.

Quelle est la valeur de ces justifications? Et partant, quelle est la valeur de ces opinions?

Plutôt que d'aborder de front ces questions, essayons de dégager les enjeux éthiques de la réalité analysée.

LES ENJEUX DE LA QUESTION

Quels sont les enjeux de la question au point de vue moral, c'est-à-dire au point de vue de la promotion des personnes humaines? Tout le monde pressent que ces enjeux sont de taille. Chaque élément exploré comportera des pistes intéressantes mais soulèvera des questions angoissantes. On devine, en effet, que c'est toute la question d'une nouvelle morale qui est en cause. On ne peut avancer ici avec des œillères. Et tel est justement le premier enjeu qui je voudrais signaler. [62]

l'attitude morale
L'attitude globale du moraliste a été longtemps une attitude de soumission en face de la nature. Attitude de non-intervention sur les lois biologiques, les accidents de la

---

62. *Cf.* G. Durand, «Considérations éthiques et morales sur la transformation corporelle», dans *Cahiers de sexologie clinique*, vol. 4, n° 19 (1978).

nature. Les croyants voyaient facilement dans ces faits ou ces lois des expressions de la volonté de Dieu. À titre d'exemple, on peut rappeler l'opposition ancienne de l'Église catholique à la chirurgie plastique, sa réticence à admettre les vaccins, son refus de contraceptifs dit «artificiels», sa lenteur à admettre la socialisation au plan socio-économique. Autre exemple, le refus de toute intervention chirurgicale par les Quaker ou les Témoins de Jéhova.

Or, de plus en plus, on se rend compte que la morale demande, non pas une attitude de soumission, mais une attitude de responsabilité. L'homme est maître de la nature. Celle-ci doit être au service de l'homme. Et les chrétiens lisent le fondement d'une telle attitude dans le début de la Bible «dominez la terre, soumettez-la» : ce commandement ne vise pas seulement le cosmos, il vise aussi le corps propre.

Trop longtemps ou trop facilement le moraliste a tendance à condamner la nouveauté, et à se réjouir une fois que celle-ci s'est avérée bénéfique. La morale doit assumer le risque de la nouveauté. Avoir l'humilité de reconnaître ses erreurs d'appréciation. *Devant cette attitude, une question surgit : comment distinguer le risque de la nouveauté du culte du changement ou du culte de la performance ?*

L'attitude responsable concerne encore l'usage de la technique. Celle-ci doit alors être jugée par rapport au respect et à la promotion de l'homme. Elle est bonne si elle sert l'homme, l'homme global, à court et à long terme. La chirurgie, la chirurgie plastique, ne sont pas des pis-aller, admis avec réticence, ce sont des progrès, des outils de la promotion possible des femmes et des hommes concrets. Il y a lieu de se réjouir de ce qu'on puisse corriger les défauts de la nature, ou même développer les potentialités de la nature humaine. *Une question surgit ici aussi. Peut-on faire tout ce qui est possible ? Doit-on se permettre tout ce qu'il est techniquement possible de faire ?*

corps malléable

Longtemps le corps humain a été considéré comme un objet. La soumission de l'homme à la nature impliquait sa soumission face au corps. Le respect signifiait soumission : soumission aux processus biologiques (cf. les contraceptifs immoraux d'après *Humanae Vitae* parce que «artificiels»), soumission en face de l'intégrité physique (cf. la longue opposition des moralistes catholiques à la greffe de reins). Puis quand la morale catholique a évolué sur certains de ces points, la même attitude est demeurée face à la sexualité : respect signifiait non-intervention.

Une profonde évolution s'impose, en morale, à cet égard. Le corps humain n'est pas quelque chose d'étranger, d'extérieur à l'homme, ou quelque chose qu'il possède comme un destin. Le corps définit l'être humain. Il participe à des projets humains. C'est pourquoi d'une part il est un corps malléable : l'homme peut le modifier. D'autre part son identité est à faire advenir. Plusieurs philosophes écrivent : on naît mâle ou femelle : on devient homme ou femme. Chacun a à accepter, à faire advenir son identité sexuelle.

Cette attitude en face du corps soulève cependant deux questions d'importance. 1. *N'y a-t-il pas des limites à cette intervention de l'homme sur l'homme*, limites imposées au nom même de la science ? Les problèmes d'écologie nous mettent aujourd'hui en face de questions analogues : les ressources de la terre sont-elles en train de s'épuiser ? La nature ne se venge-t-elle pas d'une exploitation irrationnelle de ses ressources ? Face aux interventions sur l'homme, il faut aussi se demander quelles en sont les conséquences à long terme et quelles en sont les répercussions sur la personne globale. 2. Indépendamment de l'existence de ces limites, *il faut s'interroger aussi sur l'attitude globale de l'homme face à son corps.* Avec les nouveaux pouvoirs que la science donne, ne sommes-nous pas en train de développer une attitude « technicienne » en face de la vie. On veut en maîtriser la production, le développement, l'histoire. Pensons à toute l'expérimentation en cours sur les gènes. Sans imaginer que l'on veuille faire des robots, n'y a-t-il pas quelque chose d'inquiétant dans cette attitude, même si elle se veut au service de l'homme ? La vie humaine n'apparaît plus comme mystère, comme projet. Elle est considérée comme processus qu'on veut maîtriser. Elle n'est plus reçue, accueillie, éclatante ; elle est domestiquée, programmée, canalisée. Sans même faire appel à une base religieuse, n'y a-t-il pas là une question morale très profonde ?

unité de l'être humain
Moralistes et scientifiques prennent de plus en plus conscience, me semble-t-il, de l'unité de la personne humaine. Pour les chirurgiens, cela implique notamment de prêter attention aux répercussions de leurs actions sur l'esprit. Pour les moralistes cela implique, à l'inverse, de ne plus prendre le corps humain (avec ses lois biologiques) comme critère de moralité. Cela me semble évident dans la régulation des naissances. Cela s'applique aussi dans les cas de greffe de rein, par exemple.
Tout le monde devine l'application qui se dessine pour notre sujet. Une comparaison avec l'hermaphrodisme s'impose. Dans le cas d'hermaphrodisme, il semble évidemment moral de recourir à l'intervention chirurgicale pour aider quelqu'un à trouver son identité sexuelle. Je rappelle les jugements de T.J. O'Donnel et de E. Tesson signalés précédemment. Pourquoi n'en serait-il pas de même dans le cas de transsexualité ? Bien sûr, dans le premier cas, on aide la personne à faire son unité autour de son sexe chromatinien. Mais dans les cas où le « sexe d'élevage » et le sexe psychologique sont différents du sexe chromatinien, il me semble difficile d'imposer un retour au sexe chromatinien. Tesson jugeait déjà en ce sens. La morale ne

consiste pas à prendre le biologique comme destin, mais à aider la personne à trouver son identité sexuelle. Il n'y a qu'un pas de plus à faire pour penser que la chirurgie transsexuelle pourrait elle aussi être morale. Car, même si le sexe anatomique est mâle, par exemple, le sexe psychologique est différent. Il y a un conflit entre les deux. Rien n'oblige à dirimer l'ambiguïté au profit du biologique.

Les moralistes classiques le refusaient au nom du principe de totalité. Mais n'y a-t-il pas lieu d'élargir cette conception du principe de totalité. Pourquoi ne faudrait-il considérer que le « tout » organique, anatomique? Pourquoi ne pourrions-nous pas considérer le bien du tout psychosomatique que constitue la personne humaine? Dans le cas de l'hermaphrodisme, il y a ambiguïté sexuelle: on peut intervenir. Dans le cas de transsexualité, n'y a-t-il pas tout autant ambiguïté sexuelle (et même une ambiguïté sexuelle plus difficile à porter, à assumer, parce que mettant en cause le psychisme humain); non sur le plan anatomique, il est vrai, mais sur le plan de l'unité psychosomatique.

Déjà le pape Pie XII avait admis que le principe de totalité pouvait être étendu à l'unité psychosomatique. Bien des moralistes catholiques ont élargi la voie ainsi ouverte pour justifier la moralité de la pilule anovulatoire, la greffe du rein, etc. Il me semble que l'on proposerait alors une morale bien plus humaine.

Une nouvelle question surgit. Cette ouverture implique-t-elle que l'on abandonne le biologique comme critère moral, critère facilement identifiable? N'y a-t-il pas des risques à l'abandonner? Par quoi le remplacer?

La réflexion serait très différente s'il s'agissait d'une personne qui voudrait changer de sexe par caprice, par fantaisie, par curiosité. Ce n'est pas le cas de la transsexualité véritable.

l'incident du coût

Pour être réaliste, la morale doit tenir compte du problème de l'accessibilité des soins, et donc de la question du personnel et des coûts. Il est possible, aujourd'hui, de faire des interventions très délicates, à des coûts illimités, sur quelques personnes. Mais quel est le sort des autres humains? Déjà au cours de l'histoire, les «grands» ont souvent bénéficié d'un traitement de choix: médecins plus nombreux, mieux qualifiés, etc. La question d'une meilleure justice doit nous hanter. Cette question se pose notamment à propos des opérations de survie: pourquoi maintenir en vie quelques personnes alors que l'équipement pourrait mieux servir ailleurs?

Cette question se pose-t-elle ici? Bien sûr. En tout cas, plusieurs la posent. Nous souffrons déjà d'une insuffisance de lits d'hôpitaux, de personnel infirmier, etc. Les coûts des soins de la santé montent en flèche et grèvent l'essor socio-culturel de la communauté humaine. Ne faudrait-il pas interdire ces interventions pour une meilleure distribution des soins?

Quelque sérieuse que soit cette question, il me semble qu'il faille y répondre par la négative. L'analogie avec les traitements de survie ne tient pas. Nous ne sommes pas en face d'un traitement de luxe, pour gens en mal de changement, nous ne sommes pas en face d'une intervention qui ne fera que prolonger une vie de toute façon déclinante et irrécupérable. Nous sommes en face de patients, qui méritent la compassion de la société tout autant que les psychosés d'une part ou les infirmes d'autre part. Nous sommes en face de malheureux qui conservent un espoir de vie — heureuse, productive — de plusieurs années. Or en face de tels malheureux, je crois que notre *souci humanitaire* ne doit pas avoir de prix. S'il y a des réticences à ces interventions chirurgicales, elles ne doivent pas venir du secteur économique.

Cela impliquera donc, le cas échéant, d'inclure ces traitements dans le régime d'assurance-maladie, même si l'on peut trouver cela saugrenu de prime abord. La prise en considération de ce qu'est la véritable transsexualité impose cette conséquence.

les risques d'abus

Un dernier enjeu existe. Réfléchissant sur la moralité du traitement, l'on ne peut éviter de se poser la question des risques d'abus. Celle-ci surgit toujours. Même si je pense que la plupart des gens intervenant dans ce secteur agissent avec grand sérieux et maintes précautions, la question se pose quand même. Mais si l'intervention est cautionnée par les moralistes — et une fois qu'elle sera un peu plus répandue — ne se trouverait-il pas bien des gens pour la demander sans raison véritable et ne se trouvera-t-il pas bien des psychologues et des chirurgiens pour condescendre à de telles demandes. Par souci de lucre, par démission, ou même par respect de la liberté individuelle! Dernièrement, un psychologue de Montréal a suggéré à un homosexuel en mal de culpabilité, après un traitement de deux mois, de se faire opérer. «Encore deux autres mois, et ton problème sera réglé», lui aurait-il dit. Les exemples rapportés par *La Presse Médicale* en 1962 concernaient des hommes qui, en travestis, faisaient du strip-tease dans les cabarets, et qui désiraient poursuivre plus facilement leur carrière.

Si le jugement moral devait être négatif chaque fois qu'il y a risque d'abus, je pense que l'on ne pourrait plus justifier beaucoup d'innovations. Il faudrait revenir à une morale proche de la nature. Personnellement, tout en étant conscient du risque, je pense que celui-ci ne peut justifier de lui-même une condamnation morale. Au nom du risque d'abus, le législateur pourrait interdire une intervention, mais non la morale, me semble-t-il. L'attitude morale en ce cas est plutôt de suggérer la prudence, de faire appel au sens des responsabilités, de dégager les conditions d'exercice de l'intervention, bref d'inviter au respect de la déontologie.

Mais une autre question surgit : Y a-t-il dans notre milieu respect d'une déontologie médicale (entendue au sens large, concernant autant le travailleur social, le psychologue que le médecin)? Y a-t-il une éducation en ce sens dans les centres de formation professionnelle? Y a-t-il une surveillance efficace de la part des corporations professionnelles?

OPTION ÉTHIQUE

L'analyse des enjeux précédents nous achemine vers un choix éthique. Le jugement moral se dégage de cet enchevêtrement des *pour* et des *contre*. L'éthique doit éviter de se laisser enfermer dans le dilemme des extrêmes (soit laisser faire n'importe quoi de ce qui est possible techniquement, soit condamner toute manipulation de l'homme par l'homme) pour discerner et indiquer la voie — concrète, possible — de la promotion des personnes. D'où la position suivante.

S'il est vrai que la cure psychanalytique ne peut «guérir» le transsexuel et lui permettre de trouver son identité sexuelle, il m'apparaît que la *transformation corporelle serait justifiée sur le plan éthique et moral.* Car il n'y aurait alors pas d'autres moyens d'aider une personne profondément souffrante : en elle-même et dans ses relations sociales. J'opte décidément pour une interprétation élargie du principe de totalité : et donc pour une acceptation positive de la technique au service de la personne dans son unité psychosomatique.

Par ailleurs je ne crois pas que cette technique (même si elle est compliquée, et bien plus compliquée que certaines autres que je refuse au nom de l'éthique) remette en cause le sens de l'humain, le sens de la vie humaine.

Même si elle est techniquement plus grave, elle est moins impliquante au niveau éthique, moins compromettante : elle ne porte pas atteinte *de soi* au sens de l'homme, au sens de la vie humaine et, donc, au respect de la personne. Mais à cause des enjeux, j'*insiste sur l'importance d'élaborer des conditions précises de traitement.* Par exemple :

1. Analyse psychologique antérieure à tout traitement, pour vérifier l'authenticité du transsexualisme et le sérieux de la volonté de changer de sexe ; et pour faire prendre conscience des conséquences du processus de transformation sexuelle. Cela inclura souvent, me semble-t-il, une tentative de cure psychanalytique.

2. Traitement hormonal préalable à toute intervention chirurgicale pour permettre à quelqu'un de s'habituer à son évolution, de s'adapter à sa nouvelle identité et, parfois, à son nouveau rôle ;

3. Aide positive à intégrer sa nouvelle identité. Par divers moyens (thérapie individuelle, thérapie de groupe, jeux de rôle, etc.) aider le patient à faire face à la vie : l'autre sexe a aussi des problèmes, la vie sociale pourra être difficile, le bonheur n'est pas acquis, etc.

4. Intervention chirurgicale, si la volonté du patient se maintient. Je pressens que cela peut exiger un délai de 2 ans. Ce n'est qu'alors qu'il y a chance de succès : je ne dis pas succès anatomique, je pense succès humain, c'est-à-dire chance de vie plus heureuse.

5. Suivre le patient pendant quelques années. D'une part pour l'aider à traverser des périodes difficiles ; d'autre part pour vérifier le succès — encore une fois, le succès humain — du processus de transformation sexuelle. Car ici, comme ailleurs, s'il se révélait que l'expérience, somme toute, ne permettait pas à la longue, et généralement, une vie plus heureuse, plus épanouie, il faudrait l'abandonner.

VI
L'expérimentation sur les fœtus
et les néo-cadavres

On a déjà parlé de l'expérimentation dans *Quelle Vie?* *Perspectives de bioéthique:* on y a exposé les principes généraux concernant l'expérimentation sur l'homme; on en a dégagé les enjeux éthiques. La légitimité des applications dépend des sujets et du genre d'expérience envisagée. Deux sujets sont particulièrement actuels: l'expérimentation sur les néo-cadavres et celle sur les fœtus et embryons humains.

Fœtus et embryons humains

Depuis la libéralisation de l'avortement, la recherche a trouvé un nouveau champ d'investigation: l'expérimentation sur les fœtus et les embryons humains. À vrai dire, cette recherche existe depuis longtemps, mais la légalisation et la multiplication des avortements lui a donné un tel essor et de telles possibilités qu'on est en droit de parler de «nouveauté». Si des fœtus, des tissus humains, des vies doivent être gaspillés, pourquoi ne pas en faire profiter la science et l'humanité, raisonne-t-on? Mais cela ne va pas de soi.

Le débat public a commencé en Grande-Bretagne, quand un député, lors d'un discours au parlement, a fait mention de la vente commerciale de fœtus humains pour la recherche[63]. Un groupe d'étude a été formé sous la présidence de Sir John Peel. Il a soumis un rapport en mai 1972. Il autorise la recherche sur le fœtus jusqu'à la vingtième semaine ou 300 grammes (le fœtus «viable» ne devrait être sujet que d'intervention thérapeutique). Il interdit tout procédé appliqué durant la grossesse avec l'intention de calculer le mal qu'il pourrait faire au fœtus. De même, interdit-il toute vente de fœtus ou de matière fœtale. Aux États-Unis, le cours des événements a été plus tumultueux. Deux organismes fédéraux travaillaient parallèlement depuis quelques années «dans le secret» à la rédaction d'une réglementation des recherches sur le fœtus, quand le *Washington Post,* le 10 avril 1973, publia les deux rapports et un certain nombre d'entrevues avec des chercheurs éminents. Cette publication suscita une vive opposition, les organismes nièrent que les politiques fussent adoptées. On se remit à l'étude. On apporta des changements, on prépara de nouveaux projets de règlement. Les reéglements finals furent promulgués le 6 février 1974, malgré l'opposition de l'Union des libertés civiles américaines, de la Conférence catholique des États-Unis, et de l'Organisation des droits du Bien-être national. Au Canada, le Conseil de Recherches médicales a promulgué une réglementation en 1978, sans que la préparation ait suscité de véritable débat public.

Pour bien comprendre le problème, il faut évoquer les avantages escomptés de l'expérimentation et distinguer à quelle étape du développement fœtal elle intervient.

---

63. Voir P. Ramsay, *The Ethics of Fetal Research,* Yale University Press, 1975, 104p.; B. Häring, *Ethics of Manipulation,* New York, The Seabury Press, 1975, 97-100; R.A. McCormick, «Fetal Research, Morality and Public Policy», dans *Hastings Center Report* (june 75) 26-31.

— On peut agir sur le fœtus encore dans le sein maternel, soit que le processus d'avortement est en cours ou soit simplement que la décision d'avortement est prise. À ce stade, on peut donner à la femme enceinte un médicament, une drogue (par exemple, la thalidomide) et examiner plus tard les conséquences sur le fœtus. On pourrait dans le même but injecter à la femme la rubéole, etc.

— On peut agir au contraire sur le fœtus qui est sorti de la mère. Celui-ci peut être mort ou vivant (encore relié ou non à la mère par le cordon ombilical). Le fœtus extrait de la mère peut vivre de façon autonome jusqu'à une heure. Avec l'aide de techniques pour renouveler son sang ou l'oxygéner, on peut le prolonger 3 à 4 jours et même plus. Si le fœtus a plus de cinq mois, ou s'il pèse plus de 500 grammes (ou plus de 300 grammes) on peut même le «sauver» comme prématuré. Aussi à cette étape, parle-t-on de fœtus «viable», alors qu'avant ce moment on parle de fœtus «pré-viable». On pressent qu'à tous ces moments, plus ou moins longs, certaines expérimentations sont possibles. Quand le fœtus est encore lié à la mère par le cordon ombilical, on peut poursuivre les expériences, citées précédemment, d'absorption de drogue ou d'injection de maladie à la mère. Parfois, on essaie de garder le placenta intact et l'expérience consiste à voir à quelle vitesse une substance réussit à traverser la barrière placentaire pour atteindre le fœtus. Quand le fœtus est détaché de la mère, on peut encore le disséquer pour examiner son développement, la formation des divers organes et fonctions, les conséquences de certaines interventions directes sur une cellule ou l'autre, etc. Les possibilités sont infinies.

Les avantages peuvent évidemment être énormes. Par exemple, éviter une nouvelle «affaire thalidomide», prévoir très tôt les malformations fœtales et éventuellement intervenir très tôt pour les corriger. Les enjeux, cependant, sont de taille. Si le fœtus est un être humain, comment justifier ces expérimentations? Même s'il s'agit d'un «condamné» à mort? Qui peut donner un consentement valable? Et si le fœtus était, même très petit, déjà doué de sensibilité, comment justifier de le faire souffrir? Et même si le fœtus n'est pas déjà un être humain, au sens plein, comment profiter ainsi d'une «situation intolérable»? L'avortement peut être certes légal, acceptable même en certains cas, mais il reste un «acte intolérable», «injustifiable», admis seulement comme à regret au nom du bienfait et de la liberté de la femme. Comment profiter ainsi d'un tel mal? Il y a là quelque chose de choquant. À moins qu'on fasse de cette expérimentation — plus ou moins inconsciemment d'ailleurs — une justification sociale de l'avortement, une façon de se déculpabiliser.

La situation est donc complexe. Pour mieux l'analyser, certains auteurs ajoutent des distinctions à celles que j'ai énoncées précédemment. Ils distinguent, par exemple, l'expérimentation sur un sujet provenant d'un avortement spontané ou d'un avortement provoqué. D'autres encore distinguent l'avortement légitime (légalement ou moralement) de l'avortement illégitime. Je ne vois pas bien ce que ces distinctions ajoutent à la dimension éthique.

Le jugement éthique sur notre sujet dépend évidemment de notre jugement moral sur la nature du fœtus: est-il être humain ou non? Ceux qui ne voient dans l'embryon et le fœtus qu'un amas de tissus légitiment facilement n'importe quelles recherches sur le fœtus. Ceux qui voient dans le fœtus déjà l'être humain qu'il deviendra, ont tendance à être plus circonspects. Ils ne sont pas toujours restrictifs pour autant. Mon idée est, cependant, qu'il ne faut pas miser sur ce seul argument, dont la valeur restera toujours incertaine, ainsi que je l'ai dit dans le chapitre sur l'avortement. Et je me demande parfois si le fait de vouloir s'y limiter, n'est pas un moyen d'éviter de réfléchir directement sur notre sujet.

Passons donc en revue, l'une après l'autre, ces situations pour essayer d'élaborer un jugement moral.

1. Et d'abord, l'expérience sur les fœtus *destinés* à l'avortement. Il s'agit d'une des situations les plus faciles à évaluer, à mon avis. Il me semble que l'on ne peut jamais faire des expériences à cette étape, j'entends des expériences qui pourraient être dommageables pour le fœtus. Quelle que soit, en effet, la fermeté du vouloir abortif de la femme, celle-ci peut toujours changer d'idée. Je crois que cette possibilité doit rester ouverte. Tel est aussi l'avis du Conseil de Recherches médicales du Canada.

2. Plus difficile est la réponse quand le processus d'avortement est en cours. Car le processus est alors irréversible. La femme reviendrait-elle sur sa décision que le fœtus mourra de toute façon. Quels que soient les avantages que l'on peut escompter des expériences sur de tels fœtus, il me semble que ces expériences sont encore contraires à l'éthique et à une saine politique. D'une part, en effet, la tentation serait trop grande pour les chercheurs d'étendre le plus possible, de faire durer le plus longtemps possible ce processus même d'avortement, de quelques heures et quelques jours, causant par là du tort à la mère. Je crois insuffisant la mise en garde du genre: «dans toute recherche qui doit être effectuée dans ces conditions, le protocole ne doit pas influencer la méthode utilisée pour l'avortement» (CRM). Il y a des circonstances où il faut avoir le courage de dire non. D'autre part, et surtout, il me semble inacceptable que l'on profite ainsi d'un avortement. Celui-ci ne se justifie moralement ou légalement que par le bien de la femme: il répugne toujours un peu, on l'admet comme à regret. La communauté a besoin de garder cette attitude restrictive face à l'avortement pour maintenir son sens moral. Il faut éviter de se donner une sorte de justifica-

tion sociale. On ne peut non plus justifier ces expériences en disant que le fœtus mourra de toute façon. À ce titre aussi bien expérimenter sur les condamnés à mort, les vieillards, ...et pourquoi pas chacun de nous, qui mourrons bien un jour. Qui pourrait consentir d'ailleurs à cette expérimentation? Que vaudrait le consentement de la mère qui justement veut se débarrasser de lui? Je ne comprends pas du tout la logique du Conseil de Recherches médicales du Canada qui admet les expériences à cette étape, mais les refuse à l'étape ultérieure, à savoir sur les fœtus vivants. Car il s'agit bien ici aussi d'un «fœtus vivant», et après l'avortement, ce même fœtus peut bien vivre encore quelques heures et même quelques jours. Il s'agit donc du même fœtus: comment ce qui est jugé inacceptable à une étape, peut-il être acceptable à une autre étape antérieure?

3. Que penser des expériences sur l'embryon vivant sorti de la mère. Distinguons deux situations:

— si le fœtus est viable, c'est-à-dire s'il dépasse cinq mois ou 300 grammes, je pense qu'aucune expérimentation risquée n'est encore admissible. Au contraire, il faut tout mettre en œuvre pour sauver l'enfant. Cela va à l'encontre du désir de la femme, mais je ne crois pas que sa volonté — sa domination sur ce qui est en elle... hors d'elle — puisse aller jusque-là. On essaie bien de sauver toute personne qui tente de se suicider. Comme on essaie aussi de sauver le bébé ou l'enfant qu'un adulte essaie de frapper ou de tuer.

— si le fœtus n'a pas atteint un tel développement, s'il est pré-viable seulement, le même jugement restrictif s'impose, me semble-t-il, qu'il provienne d'un avortement spontané ou provoqué, qu'il soit déjà coupé de la mère ou encore rattaché à elle par le cordon ombilical. Je le dis avec plus d'hésitation, conscient du ralentissement imposé par là à l'avancement de la science. Est-ce à dire qu'il faille tout faire pour les «sauver»? Je crois que non. Nous sommes renvoyés ici à la question de l'acharnement thérapeutique : on n'est pas obligé d'employer les moyens extrêmes pour demeurer en vie, ou pour garder quelqu'un en vie. Mais d'un autre côté, rien n'empêche le chercheur, si le fœtus approche le seuil de viabilité, de chercher un moyen de le sauver, un moyen de rabaisser encore ce seuil. L'objectif est alors thérapeutique. Méfions-nous, cependant, de l'attitude qui consisterait à conserver en survie le plus longtemps possible des fœtus d'un mois ou deux, sous prétexte de visée thérapeutique, alors qu'en réalité personne n'est dupe qu'il s'agit d'expérimentation extra-thérapeutique.

4. Restent, enfin, les expérimentations sur des fœtus morts. Le cas s'assimile, à mon avis, à la recherche sur les cadavres et les néo-cadavres. Je fais mienne, sur le plan éthique, la directive du CRM. «Les avortons morts et les tissus placentaires, juge le CRM, devraient être considérés comme des tissus pathologiques courants (as routine pathological tissue) qui, par conséquent, peuvent être utilisés pour la recherche sous réserve des règlements particuliers de l'hôpital.»

Néo-cadavres

Le problème est encore plus délicat quand il s'agit d'expérimentation sur des néo-cadavres, c'est-à-dire quand des personnes dont l'activité cérébrale est définitivement empêchée sont maintenues en vie (biologique) par des machines.

Il ne s'agit plus alors d'êtres humains au sens strict si l'humain est spécifié par la conscience et l'activité cérébrale. On ne peut alors parler de respect de la «vie humaine», ni prétendre à de l'euthanasie si l'expérience entraîne une mort totale, parce qu'il y a déjà mort préalable de la «personne».

D'un autre côté, on pressent très bien que des expériences de cette sorte pourraient accélérer grandement le progrès de la médecine et donc la guérison de multiples maladies graves. Le matériel d'expérience y est bien plus adéquat que les animaux. Et les risques de tort à la personne sont pratiquement inexistants (puisqu'il n'y a pas «personne humaine» au sens strict). Ne peut-on admettre moralement ces expérimentations, surtout si elles sont précédées d'un consentement préalable du sujet ou de ses proches?

J'ai déjà déclaré publiquement que, à mon avis, ces expérimentations ne s'inscrivaient pas dans la ligne de l'éthique:

— à cause du danger d'abus;

— à cause du respect dû «à ce qui fut un corps humain» et avec qui l'entourage garde des liens affectifs;

— et à cause de la logique implacable qui entraînerait à considérer l'être humain comme cobaye, le matériel humain comme «tissu ordinaire».

Je suis maintenant plus hésitant. L'incinération est apparue longtemps comme un manque de respect vis-à-vis du cadavre et une sorte de négation de l'espérance chrétienne en la survie. Aujourd'hui, même l'Église catholique admet la moralité de l'incinération. De la même manière, l'autopsie ne semble pas contraire au respect du cadavre, ni donc contraire à la morale, notamment si elle est pratiquée avec l'autorisation de la famille. L'intervention dans l'autopsie est évidemment plus circonscrite que dans l'expérimentation, et elle concerne la maladie de tel malade ou défunt individuel, mais il n'y a rien là d'une intervention thérapeutique. On fait une autopsie pour mieux connaître le processus de la maladie et éventuellement guérir tels autres malades. Nous sommes très proches de l'expérimentation extra-thérapeutique.

Dans ces deux exemples, nous sommes en face de mort totale et incontestable de la personne. Peut-être y a-t-il lieu alors de revenir à la distinction expliquée au chapitre IV entre mort du cortex et mort totale du cerveau. Si nous sommes en face de la mort du cortex (et donc d'un être maintenu en vie biologique grâce aux machines) je continue à penser que l'expérimentation (extra-thérapeutique par hypothèse) reste inacceptable au plan éthique. Au chapitre IV, j'ai admis que l'on pouvait faire un prélèvement d'organes, y compris du cœur, dans cette situation, dans le but d'aider telle personne concrète. Question d'urgence et de motifs proportionnés. Mais profiter de la situation — que le progrès de la technique nous offre — pour faire des expérimentations, contribuerait à une dégradation des mentalités et de l'attitude éthique. Il faut bien penser que si on débranche les machines, la personne peut continuer à vivre biologiquement des mois, voire des années avec l'aide de simples solutés (comme c'est le cas de l'Américaine Karen Quinlan). Ferait-on des expériences sur l'être ainsi replié dans son lit, qui a bien peu de l'humain mais qui garde une vie autonome? Où mettre la limite entre lui et l'anencéphale, le «légume», le débile profond?

Si par ailleurs il s'agit d'un être dont la mort totale du cerveau est constatée et qui ne peut donc avoir aucune vie biologique autonome, peut-être y a-t-il lieu de penser que l'expérimentation sur lui est légitime. Mais on entre dans une casuistique que l'on a longtemps et amèrement reprochée aux moralistes.

En tout état de cause, il me semble que l'on ne peut faire des expériences sur les néo-cadavres sans avoir obtenu au préalable le consentement de la personne ou sans obtenir celui de ses ayants droit. Le cadavre n'est pas une «res nullius», une chose qui n'appartient à personne. Bien sûr qu'il n'est plus une «personne humaine», mais on ne peut dire sans plus qu'il est une «chose». Et il faut tenir compte des liens affectifs qui demeurent entre le mort et ses proches survivants. Tout comme pour l'autopsie ou pour le prélèvement d'organes sur un cadavre, l'expérimentation sur le cadavre ou le néo-cadavre demande, sur le plan éthique, le consentement. Encore une fois, je sais bien que ces exigences ralentissent le progrès de la science, mais je le répète, le progrès de la science n'est pas la seule valeur à considérer.

VII

La fécondation *in vitro*

Dans le prolongement de l'insémination artificielle se pose la question de la fécondation artificielle ou de la fécondation en éprouvette : ce que les biologistes appellent l'ectogénèse ou plus simplement la fécondation *in vitro,* et que les bonnes gens désignent sous les termes de « grossesse en bouteille » ou de « bébé-éprouvette ». L'expérience consiste à mettre en présence dans une éprouvette des spermatozoïdes et un ovule, à attendre la fécondation et à laisser l'œuf se développer[65].

L'apparition du bébé Brown à Oldham en Grande Bretagne le 25 juillet 1978 (grâce aux travaux des docteurs P. Septoe, gynécologue, et R. Edwards, physiologiste) a projeté ces expériences sur la scène de l'actualité. Cette naissance fut saluée comme un exploit, les médecins considé-

---

65. *Cf.* G. Leach, *Les biocrates manipulateurs de la vie.* Seuil, 1973 (c.1970), p. 107-124 ; Thibault, Férin, Bové, Maroteaux, « Perspectives nouvelles sur la maîtrise de la vie », dans *Avortement et respect de la vie humaine* (colloque du Centre catholique des médecins français), Seuil, 1972, p. 71-92 ; *Biologie et devenir de l'homme* (Actes du Congrès Mondial), Université de Paris, 1976, distribué par McGraw Hill, 375-416 ; J. Férin, « Fertilisation in vitro et transfert d'œufs », dans *L'homme manipulé,* CERDIC-publication, 1974, 25-34.

rés comme des héros, les parents comme des vedettes. Et pourtant de sérieuses questions se posent.

Les spermatozoïdes sont assez faciles à obtenir. On recourt généralement à la masturbation. Il peut s'agir de spermatozoïdes frais ou de spermatozoïdes préalablement congelés.

Il est plus délicat d'obtenir des ovules. On peut, par une sorte de rinçage, aller cueillir un ovule rendu à maturation. Cependant, la plupart du temps, il faudra plutôt pratiquer une légère incision dans la paroi vaginale pour atteindre un ovaire et en détacher quelques follicules. Cette intervention chirurgicale (appelée laparoscopie) nécessite une anesthésie générale. S'il y a stimulation hormonale préalable, l'ovocyte est plus facile à cueillir parce qu'il se détache de la paroi folliculaire, et on peut obtenir en moyenne 3 ou 4 ovules.

Simple en apparence, le processus de fertilisation est en réalité assez complexe. En apparence, on laisse agir la nature : un spermatozoïde féconde un ovule, il y a division cellulaire, subdivision, l'œuf passe du stade blastula au stade morula, etc. Mais en réalité les choses sont plus délicates et complexes. Pour fertiliser un ovule, le spermatozoïde doit être préalablement « lavé » et « activé ». Si on met simplement en contact du sperme éjaculé et des ovules, rien ne se passe. Dans une relation sexuelle normale, le spermatozoïde, alors qu'il chemine à travers le mucus vaginal, laisse derrière lui tout le liquide séminal et est comme dynamisé au contact des sécrétions vaginales, acquérant ainsi la capacité de fécondation. Dans les expériences en éprouvette, il faut donc procéder artificiellement à cette « capacitation ». Après cette opération, il faut encore trouver le milieu (la culture) qui permet au spermatozoïde de féconder l'ovule et à l'œuf de se développer. Le dosage est très difficile : beaucoup de scientifiques achoppent ici.

Si tout fonctionne bien, quelques jours après la fécondation, l'œuf peut être transplanté dans l'utérus d'une femme, préalablement préparé par un second traitement hormonal. Théoriquement l'œuf s'y développe alors normalement comme dans une grossesse normale.

Au lieu d'implanter l'œuf dans l'utérus d'une femme, on peut le laisser en éprouvette et l'aider à s'y développer le plus longtemps possible. Certains rêvent au temps où l'on pourra produire ainsi, dans un milieu entièrement artificiel, un bébé humain, le véritable bébé-éprouvette, obsession de la presse populaire.

L'expérience de procréation artificielle a obtenu plein succès chez les animaux inférieurs, i.e. qu'on a atteint le développement complet des êtres. Les résultats sont moins grandioses chez les animaux supérieurs. La fécondation artificielle elle-même a été obtenue chez la lapine, la souris, le hamster, le porc, la vache. C'est désormais une technique facile, courante même. « La méthode est relativement si facile, écrit le prof. C. Thibault, que la fécondation in vitro sera une manipulation que feront, avant la fin du siècle, tous les étudiants en gynécologie.» Mais jusqu'où se développe l'œuf ainsi obtenu ? La division cellulaire s'opère couramment jusqu'au stade blastocyste préimplantatoire. Plusieurs de ces embryons ont de fait été transplantés dans un utérus apte à les recevoir. Des techniques de transfert parfaitement au point existent, par exemple, pour la vache, depuis 1971. Mais on est encore loin du développement intégral de l'œuf ou de l'embryon en éprouvette.

Certains expérimentateurs ont pu également réaliser depuis longtemps la fécondation artificielle dans l'espèce humaine. Mais le développement de l'œuf a été très court. Vers 1962 le professeur Petrucci, de Bologne, prétendait avoir obtenu la fécondation et le développement de l'embryon humain pendant plusieurs semaines, mais son expérience est contestée. Plus récemment, en novembre 1970, les deux scientifiques britanniques, Edwards et Steptoe, déclarèrent avoir réussi, à partir de 182 ovules, à fertiliser 53 œufs dont 40 avaient commencé à se diviser. Dans quelques cas, les œufs avaient atteint la phase blastocyste avec 60 ou 100 cellules, *i.e.* le stade où ils pourraient théoriquement être implantés dans un utérus. Devant les incertitudes des résultats pour le bébé humain, on hésitait à franchir ce pas. Certains scientifiques affirmaient encore en 1974 qu'on s'en abstiendrait toujours. À l'occasion de l'exploit d'Oldham en juillet 1978, on apprend que ces implantations se faisaient un peu partout dans le monde et déjà depuis plusieurs années. Cela illustre, soit dit en passant, la difficulté de connaître ce qui se passe dans le monde derrière les murs des divers laboratoires de recherche.

Des difficultés techniques énormes restent encore à surmonter. Chacune des étapes est extrêmement délicate et entraîne un pourcentage élevé d'échecs. On n'est jamais certain que le prélèvement des ovules n'a pas avarié ceux-ci, et encore moins que l'œuf fécondé ne soit pas déficient. L'implantation offre aussi ses difficultés. Quand on additionne toutes les étapes de l'implantation, affirme le biologiste français André Boué, dans *Le Nouvel Observateur* du 29 juillet 1978, «on s'aperçoit que les chances de succès, au terme de l'opération, ne dépassent pas 2 à 3 %». Quant au développement complet en éprouvette, on est évidemment incapable de l'obtenir: il n'a même pas été réalisé chez les animaux supérieurs. On arrive tout au plus à maintenir l'œuf en vie jusqu'à 7-8 jours.

D'un autre côté ces expériences se font presque toujours avec la volonté de laisser périr un certain nombre d'ovules fécondés dans l'éprouvette. Cela est évident dans les cas où le développement est restreint à l'observation en éprouvette. Cela est également vrai dans les cas où l'on veut faire l'implantation dans un utérus, parce qu'on agit alors sur plusieurs ovules pour augmenter les chances de réussite et qu'on ne transplante qu'un des œufs fécondés. De toute façon pour qu'un couple puisse profiter de la fécondation en éprouvette ou encore davantage pour qu'un bébé humain puisse être produit en éprouvette, les savants devront avoir cultivé un grand nombre d'œufs humains fécondés à seule fin de les disséquer. « Ce n'est en effet que grâce à ces micro-autopsies, écrit le journaliste scientifique Leach, qu'ils pourront espérer perfectionner leur technique jusqu'à ne jamais plus endommager les œufs. »

À quoi peuvent servir ces expérimentations ? L'implantation dans un utérus maternel d'un œuf fécondé *in vitro* peut servir à traiter certaines stérilités féminines et certains défauts génétiques. Chez certaines femmes, par exemple, les trompes de Fallope sont bloquées ou encore sont inexistantes (par exemple, si elles ont été enlevées au cours d'une intervention antérieure) : dans ce cas, on pourrait prendre le sperme du mari et l'ovule de l'épouse, réussir la fécondation *in vitro* et implanter l'œuf dans l'utérus de l'épouse. C'est le cas du bébé Brown. On peut penser aussi à une épouse stérile : le sperme de son mari servirait alors à féconder l'ovule d'une autre femme et l'œuf ainsi obtenu serait implanté dans l'utérus de l'épouse afin que l'enfant soit le plus possible l'enfant du couple. On parlerait alors de « fécondation artificielle avec donneuse », comme on parle de IAD. Il est possible d'imaginer aussi que les gamètes proviennent des partenaires d'un couple, mais que l'implantation se fasse dans l'utérus d'une autre femme qui servirait simplement de « couveuse » et remettrait le nouveau-né à ses parents biologiques. La fécondation *in vitro* et le transfert sont également utiles pour des raisons génétiques, lorsque, par exemple, la femme présente de grands risques de donner naissance à un enfant taré.

En dehors de l'implantation dans un utérus, la simple fécondation artificielle répond déjà à plusieurs utilités. Seule la fécondation *in vitro* permet l'étude précise et facile du processus de fécondation, des premiers développements cellulaires, des conséquences de la fécondation tardive (soupçonnée d'être la cause de malformations). Elle permet aussi d'étudier sur ces œufs les effets toxiques éventuels de certaines drogues : par exemple si on avait administré à ces œufs de la thalidomide, on aurait pu éviter le désastre que l'on a connu il y a quelques années. On peut encore essayer de mettre au point une technique qui permettrait de corriger certaines anomalies génétiques par l'injection dans l'œuf de cellules provenant d'un autre œuf.

L'intérêt du bébé-éprouvette est lui-même plus incertain. De toutes façons, à ce jour, cette anticipation relève plutôt de la science-fiction.

Les motifs de toutes ces recherches sont multiples : une certaine recherche de performance, un souci de «libération de la femme», mais souvent aussi des motifs thérapeutiques, eugéniques et humanitaires.

ÉVENTAIL D'APPRÉCIATIONS MORALES

Le pape Pie XII, dans un discours au second Congrès international sur la fécondité et la stérilité tenu en automne 1956, a proclamé avec vigueur la position catholique.

> «Au sujet des expériences *in vitro* sur la fécondation artificielle chez l'homme, qu'il nous suffise de dire qu'il faut les rejeter, car elles sont immorales et absolument illicites.»

La majorité des moralistes classiques emboîtent le pas et considèrent cette expérimentation comme immorale. Plusieurs raisons en sont apportées : la façon de se procurer les gamètes, les conditions précaires de l'expérimentation, l'atteinte au sens de la sexualité et de la paternité. Ainsi le moraliste américain Thomas O'Donnel écrit-il :

> «Du point de vue purement naturel, toutes ces pratiques ne sont qu'une caricature grotesque des valeurs fonda-

mentales de notre civilisation; et ceci à la fois à cause du moyen de fournir des spermatozoïdes qui est contraire à la nature et des autres étapes du phénomène de la fécondation dans ces conditions, aussi bien que des circonstances dans lesquelles la vie humaine périt *in vivo* ou se maintient *in vitro*. [66] »

Pour le biologiste et éthicien français Paul Chauchard, l'immoralité de toutes ces expériences de bébé-éprouvette n'est pas douteuse, non plus. Les nombreuses raisons qu'il apporte ne manquent pas d'impressionner.

« En dehors du problème de l'origine des cellules sexuelles humaines, il est certain que, dès fécondation, il y a être humain. Il n'est pas admissible de faire naturellement un être humain dans des conditions artificielles uniquement en vue d'une expérimentation avec la certitude qu'il sera monstrueux et que, de toute façon, l'expérience se terminera en le tuant ou le laissant mourir par suite d'insuffisance technique. Même si l'expérience réussissait, ce qui sera sans doute possible un jour, l'enfant ainsi obtenu serait dans des conditions déséquilibrantes car l'enfant est fait pour naître naturellement dans une famille de façon naturelle. Ce n'est pas ici encore au nom de la foi qu'il faut s'opposer à l'expérimentation scientifique, mais au nom de la sagesse prudente qui défend l'homme des apprentis-sorciers. Il faut donc insister sur le fait que la condamnation la plus véhémente de l'expérience de Petrucci n'a pas été le fait des moralistes catholiques, mais de J. Rostand qui a demandé qu'on ne se mette pas à jouer au laboratoire sur des embryons humains comme sur des têtards de grenouille. Il faut respecter la loi qui veut que toute expérimentation se fasse d'abord sur l'animal. On ne pourrait envisager le cas de l'homme que si on avait déjà réussi des petits co-

---

66. Th. O'Donnel, *La morale en médecine*, Mame, 1962, p. 310. Voir aussi G. Kelly, *Medico-morals Problems*, St.Louis, 1957, p. 238.

bayes en bouteille ce qui n'est pas le cas. Quant à penser que c'est la solution d'avenir qui délivrera la femme, c'est simplement ignorer tout ce que nous méconnaissons des relations possibles entre mère et enfant. N'oublions pas que l'amour maternel, lui aussi, semblait scientifiquement inutile. Et voici que les troubles de l'hospitalisme ont démontré qu'un enfant élevé dans les meilleures conditions d'hygiène possible, mais sans amour maternel, dépérissait non seulement du point de vue psychologique, mais en ce qui concerne sa santé physique, sa croissance.[67]»

Le professeur Gerhard Herzberg, lauréat canadien du prix Nobel de chimie en 1972, précisait au cours d'une récente conférence de presse (au cours de laquelle d'ailleurs il souhaitait le minimum d'intervention de l'État sur la recherche scientifique) que l'on se devait de suspendre ou tout au moins de poser des limites précises aux manipulations génétiques et aux expériences sur les bébés-éprouvettes[68]. Au début des années '70, les autorités anglaises de l'un des projets de recherche sur le développement des bébés-éprouvettes annonçaient la suspension de leur projet, précisant qu'avant de poursuivre les développements de cette recherche, l'on se devait de redéfinir certaines normes d'expérimentation humaine et que la possibilité d'infanticide sur les cas inévitables d'enfants anormaux devait être anticipée. D'autres scientifiques aussi, prenant conscience de leur responsabilité morale, se regroupent pour demander qui des moratoires, qui des arrêts définitifs de certaines expérimentations. Ainsi en 1975, les chercheurs américains se sont-ils imposé un moratoire.

Et pourtant, ces expériences ont continué. La plupart des scientifiques semblent les considérer comme normales,

---

67. P. Chauchard, *Le respect de la vie*, Beauchesne, 1963, p. 69-70.
68. Rapporté par le docteur Lanctot du Centre hospitalier universitaire de Sherbrooke, dans *Teach-in sur l'avortement*, Montréal, Les Presses libres, 1972, p. 31-32.

nécessaires même au progrès des connaissances et à la guérison future de certaines maladies ou malformations congénitales.

Les théologiens et les moralistes ont donc repris leurs analyses. Certains n'ont pas changé d'idée: ils continuent à s'opposer à ces expériences. Le généticien et ancien prix Nobel Jérôme Lejeune est de ceux-là. D'autre ont évolué. Telle est, par exemple, la situation du théologien catholique B. Häring, face à la fécondation artificielle.

> «Ceux qui sont convaincus que l'«animation» a lieu au moment de la fécondation ne pourront que crier à l'«immoralité» de la méthode, surtout si le processus doit être interrompu à un certain stade. Si, au contraire, compte tenu de l'état actuel des études embryologiques, nous accordons une haute probabilité à l'opinion qui veut que l'individuation ne coïncide pas avec la fécondation — que l'hominisation, au plein sens du terme, intervient à un stade ultérieur —, alors l'expérimentation aux premiers stades de la division cellulaire ne peut être qualifiée d'homicide. Il ne s'agit pas là d'un jugement définitif. J'exprime seulement ma conviction que les difficultés morales ne sont pas insurmontables tant qu'il apparaît que le risque est maintenu dans des limites proportionnées... Si la fécondation en éprouvette — pourvu que l'implantation intervienne au bon moment — ne comporte probablement pas de risques psychologiques pour l'enfant, la situation devient très différente dans la perspective utopiste de la reproduction humaine dans un «ventre d'acier»... [69]

Pour Ph. Roqueplo, conseiller théologique à l'Union catholique des scientifiques français, ces expériences sur les premiers stades du développement de l'œuf sont si normales pour les scientifiques et si nécessaires pour l'avancement de la connaissance de l'être humain, qu'elles

---

69. B. Häring, *Perspective chrétienne pour une médecine humaine,* Fayard, 1975 (c.1972), p. 94-95.

sont évidemment morales: cela relève d'une sorte d'évidence, ou de gros bon sens. Loin donc de se baser sur le principe que la fin justifie les moyens (une fin bonne justifierait l'emploi d'un moyen de soi immoral), il justifie plutôt son évidence première en disant: puisque la fin est si bonne, c'est que le moyen est lui-même bon en soi. L'œuf durant les tout premiers stades de son développement n'est pas un être humain au sens strict, n'est pas formellement humain, puisqu'il n'est pas destiné à être humain. Roqueplo insiste beaucoup pour dire que dans l'état actuel de la science, ces œufs ne sont pas destinés à vivre: on ne fait pas ces expériences pour créer de nouveaux enfants, mais seulement pour étudier le processus du développement cellulaire. C'est pourquoi cette étude est louable et nécessaire, écrit-il avec fermeté[70].

RÉFLEXIONS ÉTHIQUES

Avec la fécondation artificielle, nous sommes en plein problème d'expérimentation sur l'homme. Il est évident que la connaissance des mécanismes de la vie progresse grâce à ces expériences et que, éventuellement, on pourra aider des gens souffrants. Mais il faut quand même s'interroger, par-delà ces objectifs humanitaires, sur la moralité même des expériences, i.e. les moyens, les conséquences et surtout les implications.

Pour porter un jugement moral, il faut tenir compte de l'évolution de la situation. Il y a peu de temps encore, plusieurs moralistes interdisaient ces expérimentations pour la raison que le principe traditionnel de l'expérience préalable sur les animaux n'avait pas été respecté. Or si le dévelop-

_____

70. Cf. Ph. Roqueplo, dans *Avortement et respect de la vie humaine* (Colloque du Centre cath. des médecins français) p. 93-103, et la discussion 104-126.

190

pement complet de l'animal *in vitro* n'a pas encore été réalisé et maîtrisé, l'implantation dans un utérus naturel d'un œuf fécondé *in vitro* se fait assez couramment et avec succès sur les animaux. D'un autre côté plusieurs scientifiques parlent de fécondation artificielle sans évoquer le spectre des bébés-éprouvettes: ils veulent que l'on distingue soigneusement les deux cas: fécondation artificielle pour étudier le développement cellulaire, et expérimentation en vue de créer un nouvel enfant.

On peut imaginer que, malgré la condamnation des moralistes, les expériences continuent et progressent. On peut imaginer alors qu'elles réussiront un jour: un enfant naîtra après implantation (c'est fait, en juillet 1978) ou même naîtra dans l'éprouvette, la tentation sera très forte alors de dire: «c'est moral, puisque le résultat est bon.» Et bien, non. Ce n'est pas parce qu'il y a «succès» qu'une chose est acceptable sur le plan éthique. Ce n'est pas parce qu'une chose est possible, réalisable, qu'elle est morale. Bien des actes sont possibles à commencer par la guerre, le suicide, le viol, la prostitution, la torture, la manipulation des gens, sans être pour autant morales.

Revenons donc à notre question concrète, et distinguons les situations pour les analyser selon l'éthique. Il ne s'agit pas de considérer les objectifs ou les intentions des intervenants qui peuvent très bien être légitimes, mais bien les moyens, les conséquences et surtout les implications.

1. Réfléchissons d'abord au cas où *l'enfant est effectivement envisagé* soit par l'implantation de l'œuf dans un utérus maternel, soit par son développement en éprouvette.

Considérons d'abord le résultat de l'expérimentation: l'enfant éventuel. Malgré l'exploit de Oldham, les chances de succès sur les humains restent précaires. Le risque d'un enfant malformé à cause des difficultés inhérentes à chacune des étapes de la fertilisation et de l'implantation, demeure très grand. De plus, le bébé serait-il physiquement sain, nul ne sait comment il sera au niveau affectif, intellectuel. N'y a-t-il pas là un risque démesuré par rapport aux bienfaits escomptés? Quant à chercher à produire un enfant en éprouvette, il n'y a pas lieu même d'en parler, puisque les expériences sur les animaux ne sont pas concluantes. Bien plus, même si l'expérience avait des chances de succès, il faudrait encore hésiter, et s'interroger sur le bien de l'enfant éventuel, son éducation, sa qualité de vie. Or il y a tout lieu de croire que l'enfant obtenu dans ces conditions s'épanouirait très difficilement. Pensons à la publicité qui entoure la naissance du bébé Brown. Quelle que soit la tendresse dont on l'entoure, il restera l'enfant cobaye, qu'on continuera d'observer, de mesurer, de quantifier. Le mal sera encore plus grand s'il est né en éprouvette, *i.e.* hors d'un milieu humain, sans cette relation intime qui caractérise la vie humaine à ses débuts. Tout le monde connaît, en effet, l'importance du lien psychologique de la mère à l'enfant même durant la vie intra-utérine. On peut parler d'enfant *désiré* qui aura toute chance d'être bien éduqué. Mais il faut se demander si l'acharnement des parents qui désireront un enfant dans ces circonstances n'est pas révélateur d'une attitude revendicatrice et d'un amour captatif qui seront anti-éducatifs. Le droit de la mère à la maternité ou le droit de l'humanité à l'avancement de la science, ne sont pas si absolus qu'ils suppriment la considération du bien de l'enfant éventuel.

En plus du bien de l'enfant éventuel, il faut considérer le gaspillage d'œufs et d'embryons humains inhérent à toute la recherche en ce secteur. C'est la question de l'avortement qui est ici sous-jacente. Le problème se pose dès l'étape de la fertilisation. Car pour mettre toutes les chances de leur côté, les scientifiques cueillent plusieurs ovules chez la femme et en font féconder plusieurs, même s'ils n'implantent qu'un œuf. Les autres sont voués à la mort, laissés pour compte ou employés à d'autres recherches. Même si on ne considère pas que l'œuf à ses débuts constitue un «être humain» ou une «vie humaine» au sens plein, il reste un individu distinct avec son code génétique déterminé, un «être humain en devenir». La question de l'avortement ne s'arrête pas avec l'étape de la fertilisation : elle perdure et s'aggrave avec l'étape de développement dans l'utérus. Car pour un œuf implanté qui se développera jusqu'à terme, de multiples périront en cours de développement. La plupart périront parce qu'ils étaient déficients. La nature élimine la plupart des embryons malformés (avortement spontané), et c'est tant mieux. Mais pas tous. Et alors ? Diverses techniques (dont l'amniocenthèse) permettent de découvrir en cours de grossesse les fœtus malformés. Je suis sidéré de voir avec quelle facilité les intéressés évoquent alors l'avortement. Car le fœtus a souvent cinq à six mois. Et si malgré tout le bébé déjoue les analyses et naît difforme ? Car, enfin, les analyses actuelles ne permettent pas de déceler toutes les sortes de déficiences. Le tuera-t-on ? Le donnera-t-on à sa mère ? Le remettra-t-on à la société ? Ce serait le moindre mal, encore qu'il faudrait s'interroger alors sur les coûts sociaux de ces interventions. J'y reviendrai. Quant aux tentatives de produire un véritable bébé-éprouvette elle se soldent toutes — et vraisemblablement pour longtemps encore, puisque l'expérimentation sur les animaux est elle-même non concluante — par la mort d'œufs humains, sinon d'embryons humains.

Une troisième réserve face à la fertilisation artificielle vient du danger d'escalade. Actuellement tout se passe à l'intérieur du couple : on travaille avec l'ovule d'une femme fertilisé avec le sperme de son conjoint et implanté dans son propre sein. Mais on imagine facilement que l'épouse stérile (sans ovule) voudra bien elle aussi avoir un enfant à partir d'un spermatozoïde de son mari et d'un ovule d'une donneuse.

On pense aussi à implanter l'œuf d'un couple dans une femme autre que l'épouse (couveuse, mère-hôtesse).

Ces expériences, par ailleurs, ouvrent la voie à toutes les expérimentations de manipulation génétique chez les humains : clonage, détermination du sexe, des qualités intel-
lectuelles, etc. Cet argument du risque d'escalade est délicat à manier : à trop insister sur les dangers d'abus, on in-
terdirait toute innovation. Et pourtant, on ne peut ignorer
dans quel engrenage un acte entraîne : on ne peut extraire
un acte de tout le contexte qui le rend possible. Dire oui à
ceci, c'est dire oui à cela. Non seulement à cause des inté-
rêts de certains groupes de pression, mais surtout à cause
de la force d'une certaine logique : l'appui que la société
accorde aux droits individuels, quelles qu'en soient les implications, ne fait que rendre ceux-ci encore plus exacer-
bés. Ce qui fait que tous les contrôles que la société se
donne sautent les uns après les autres. On recule toujours
la frontière du défendu. Les « oui, jusque-là », « oui, dans
certaines limites » sont quasi impossibles dans ce secteur.
Non à cause de risques extérieurs (l'acte est bon en soi ;
l'utilisation peut être bonne ou mauvaise), mais à cause de
la logique impliquée, ou encore à cause des valeurs impliquées dans l'acte. Ce qui nous amène à une autre réserve
face à la fertilisation artificielle.

Indépendamment des risques que la fertilisation
artificielle comporte pour la mère, l'enfant, l'humanité, au-
delà des conséquences néfastes possibles, il faut se demander si elle n'implique pas une dé-naturation de la maternité
et de la paternité. En dissociant la procréation de la sexualité et de l'amour, on la subordonne à la technique. On la
sort du mystère de l'être (don, accueil, ouverture sur
l'inconnu, action de grâces) pour l'insérer dans le monde de
l'avoir et du faire (celui du calcul, de la maîtrise, de la domination, de la programmation). On développe alors une
attitude technicienne et dominatrice face à la vie. Non plus
accueillir la vie, avec ce que celle-ci a de mystérieux,
d'avenir imprévu et inédit, bref de liberté, mais programmer la nature (sexe, qualité) et son développement. Non

plus «donner la vie», mais la programmer. Non plus «accueillir la vie», mais la prévoir. Cette mentalité concerne surtout le bébé-éprouvette et certaines manipulations des gènes humains, mais elle est déjà implicite dans la fertilisation artificielle, dégradant les mentalités et minant le sens de la procréation humaine (donner le jour et éduquer).

Deux autres considérations sur la fécondation artificielle s'imposent encore, même si elles sont moins importantes que les précédentes. L'une concerne le sort de la mère-biologique, l'autre les coûts sociaux. Même si les scientifiques parlent d'«opération relativement bénigne», les risques pour la mère sont loin d'être nuls. La moindre faute d'asepsie, au cours des interventions chirurgicales, peut provoquer chez la mère une infection fatale. La laparoscopie nécessite d'ailleurs l'anesthésie générale qui, bien que courante, n'est jamais sans risque. Les traitements hormonaux eux-mêmes ne vont pas sans troubles plus ou moins apparents. Sans être décisifs, ces risques doivent être considérés. Et l'on doit évaluer comme en tout autre secteur de la recherche si les avantages escomptés justifient les risques assumés.

Quant aux coûts sociaux, il faudrait aussi les prendre en considération. Ces interventions coûtent très cher, aussi bien en argent qu'en énergies et ressources. Dans beaucoup de pays, ces coûts sont assumés par la collectivité. En saine démocratie, il faudrait bien se demander si la société est prête à investir dans ce secteur, si elle est d'accord pour y établir une priorité (car les ressources sont limitées). Il faudrait se demander aussi si la fertilisation artificielle est le meilleur moyen d'aider les femmes ou les couples qui veulent avoir un enfant. Surtout quand on songe que l'avortement est lui aussi payé par la collectivité pour les femmes qui ne veulent pas garder l'enfant qui s'annonce en elles. Drôle d'incohérence qu'une société ne peut sans dommage se permettre longtemps.

Pour se justifier, le médecin ne peut, me semble-t-il, se contenter de dire: «Je réponds à la demande d'une femme qui s'adresse à moi et que je peux aider: service commandé.» Il reste un être humain avec ses exigences de déontologie professionnelle. Il reste un citoyen, responsable de la société dans laquelle il vit. La fertilisation artificielle ayant en vue la production d'un enfant (par implantation ou directement en éprouvette) comporte des réserves dont il doit tenir compte.

2. Si, par ailleurs, on ne parle plus de l'éventualité d'un enfant, et qu'on examine seulement *l'expérience sur la fécondation et la division cellulaire*, le problème est un peu différent. Et pourtant ici aussi il est permis d'hésiter.

On ne peut éviter, en effet, de se poser la question de la nature de cet être. Humain ou non? Même si on n'affirme pas qu'il s'agit d'un être humain déjà, on est évidemment en face d'un être (œuf fécondé ou embryon) génétiquement bien défini et programmé. Et cette expérience se terminera par la mort. On le sait, on le veut délibérément. Cela pose question. La nature gaspille elle-même beaucoup d'œufs. Mais ici nous sommes responsables du gaspillage.

D'un autre côté, il faut vraiment s'interroger sur la recevabilité, la pertinence de disséquer ainsi le temps, de faire abstraction du développement éventuel vers l'enfant. Il y a là une vie, un être, qui demande à devenir un enfant. On a beau refuser d'y songer, il y a là tout le dynamisme à l'œuvre. Et à mesure que le progrès permettra de pousser plus avant le développement en éprouvette, jusqu'où reculerons-nous les limites du tolérable? Sur l'embryon de 1 mois, 2, 3? Et d'ailleurs, malgré tous nos efforts pour circonscrire l'expérimentation à l'étude de la fécondation, il est clair que, à long terme, ou comme objectif ultime, c'est la production d'enfant qui est en jeu. On ne peut se fermer les yeux.

Et finalement, il y a lieu de reprendre un argument déjà énoncé. C'est toute notre attitude face à la vie qui est en cause. Or les expériences de fécondation artificielle développent chez tous (techniciens et grand public) une attitude de propriétaire, de calculateur, de programmeur. On veut maîtriser la vie. Alors que « la vie, c'est autre chose », selon le mot du journaliste scientifique français G. Bonnot. Et c'est cette attitude, à la longue, qui est destructrice de l'humain, destructrice du sens de la vie.

Cette désapprobation constitue un frein à beaucoup de recherches, à beaucoup d'espoir ; elle peut retarder le traitement de certaines maladies ou anomalies. Mais n'est-elle pas une condition de la survie du sens de l'humain et donc de la civilisation ?

DERNIÈRE MALADIE

VIII

L'assistance aux mourants

Le terme *euthanasie* est très ambigu, chacun le définit un peu à sa manière. Plutôt que d'essayer de le définir, voyons les diverses situations qui se présentent face à l'assistance aux mourants et réfléchissons sur les exigences éthiques ajustées à chacune de ces situations. Pour les besoins de la réflexion, on peut distinguer quatre grands thèmes : vérité aux mourants ; souffrance et analgésie ; acharnement thérapeutique ; mort provoquée.

DIRE LA VÉRITÉ

Faut-il dire la vérité aux malades incurables, à la personne que le médecin juge condamnée? Cette question est liée à l'ensemble du dialogue patient-médecin — le médecin doit-il être franc et ouvert avec ses patients? — mais cette question est particulièrement aiguë quand il s'agit des malades incurables[71].

---

71. *Cf. Rencontre avec les mourants,* n° spécial de *Laennec,* vol. 23, n° 2 (hiver 74) 18 p.; ce n° regroupe trois conférences exceptionnelles de E. Kübler-Ross déjà publiées dans *Gérontologie n°* 9-10-11. *Le Malade et la vérité,* n° spécial de *Laennec,* vol. 25, n° 2 (hiver

Problème

Vaut-il mieux dire la vérité ou se taire? Voilà un dilemme parfois atroce. Dire la vérité comporte deux inconvénients majeurs: 1° Sait-on le diagnostic avec certitude? n'y a-t-il pas des erreurs possibles de diagnostic et de pronostic? 2° Dire la vérité ne constitue-t-il pas une cruauté pour le malade? Le malade en reçoit un choc, à la fois cruel et antithérapeutique. Certains en seront déprimés et ne lutteront plus pour vivre. La dépression peut conduire parfois jusqu'au suicide. Les plus fanfarons sont parfois les plus faibles. Il faut se méfier de ceux qui clament: « Docteur, dites-moi toute la vérité, je suis capable d'en prendre ». Ce sont, parfois, ceux qui s'effondrent le plus lourdement. Même les personnes les plus religieuses ne sont pas à l'abri de cette dépression.

Se taire comporte aussi des inconvénients graves. N'est-ce pas empêcher quelqu'un de vivre sa mort? N'est-ce pas le priver de profiter de la dernière phase de sa vie? De la vivre d'une manière bien différente que s'il ignorait son état? Et d'un autre côté, se taire ne constitue-t-il pas une hypocrisie douloureuse pour le malade? La plupart des personnes incurables en viennent à connaître leur état. Elles sont perspicaces et deviennent vite très habiles à analyser divers signes: leur propre déclin (fatigue, inappétence, souffrance); l'arrêt des investigations; la diminution des thérapies; la contradiction entre les gens autour d'elles; le regard entre deux médecins ou entre médecins et infirmière; l'attitude même de l'entourage. À un patient qui lui disait être au courant de sa mort prochaine, le docteur Abiven demande comment il l'a appris: « C'est très simple, lui répondit le ma-

76-77) 22 p.; E. Raimbault, *La délivrance*, Mercure de France, 1976, 256 p.; M. Veatch, *Death, Dying and the Biological Revolution*, Yale University Press, 1976, 320 p.; E. Kübler-Ross, *Les derniers instants de la vie*, Genève, Labor et Fides, 1975 (c.1969), 279 p.; E. Kübler-Ross, *Questions and Answers on Death and Dying*, Collier Books, 1974, 177 p.

lade, ma femme est allée vous voir l'autre jour et en rentrant elle a été beaucoup plus gentille avec moi»[72]. Beaucoup de malades souffrent de ce silence, de cette hypocrisie. «On me prend pour un faible. On pense que je ne pourrais pas le supporter», se disent-ils. Et surtout, cette hypocrisie condamne le malade à la solitude et à l'angoisse. Solitude physique parfois, parce qu'on évite de plus en plus de le voir: on ne sait comment se comporter avec lui, on ne sait quoi dire. Solitude psychique surtout: on l'empêche de parler de sa mort, de l'apprivoiser, de la vivre. Et cette solitude, doublée de l'incertitude du pronostic qui demeure, est génératrice d'angoisse.

Ce problème ne se pose évidemment pas avec tous les malades. Il concerne seulement les malades qui souffrent d'une longue maladie et dont le médecin peut suivre l'évolution. Ces cas sont, cependant, suffisamment nombreux et ils sont parmi les cas les plus douloureux, parce que d'une part les malades sont conscients de ce problème et que, d'autre part, de l'extérieur nous pouvons assister nous-mêmes à leur évolution et à leur interrogation intérieures.

Jadis, les médecins avaient tendance à se taire. Le code de déontologie des médecins en France contenait encore, il y a quelques années, l'interdiction de révéler à un patient un diagnostic fatal. Louis Portes, ancien président de l'Académie des sciences morales et politiques, était du même avis. On connait ce conseil d'un médecin à ses collègues: «Si vous ne voulez pas être embêtés par les questions de votre malade, posez-lui vous-mêmes des questions mais quittez la chambre avant qu'il n'ait pu vous en poser».

Le droit à la vérité

En principe, je pense qu'il faut dire la vérité. Il y a un droit du malade à la vérité, qui fait partie des «droits fonda-

---

72. Rapporté dans *Le Malade et la vérité*, p. 8.

mentaux de l'homme», même s'il n'est pas toujours explicitement reconnu par les instances légales nationales ou internationales. Et ce droit fonde, chez les autres, un devoir moral corrélatif de dire la vérité. C'est un «droit fondamental» parce qu'il est une exigence du respect et de la promotion humaine. L'être humain n'est pas un animal ou une chose dont on peut décider *du dehors* le destin : sa liberté et sa conscience exigent, d'une part, qu'il sache ce qui l'attend et, d'autre part, que les autres lui permettent d'assumer son histoire personnelle.

Il s'agit de permettre à un homme, à une femme, de vivre ses derniers jours, de vivre cette dernière étape de sa vie. Il me semble que quelqu'un, sachant son heure prochaine, vit plus lucidement les derniers jours ou les dernières semaines que s'il ne le savait pas. Ce qu'il peut en profiter pour vivre des relations aux autres avec une intensité et une profondeur sans pareilles! Il peut faire une expérience très riche de vie intérieure, de vie inter-personnelle, de vie spirituelle. Quel lien, quel dialogue quelqu'un peut avoir avec sa femme, ses enfants, ses amis, sachant qu'il ne les verrait plus. Garder le silence, c'est frustrer quelqu'un de sa vie. C'est lui voler l'occasion d'un approfondissement exceptionnel. Se taire est injuste.

On pourrait multiplier les témoignages justifiant l'option en faveur de la vérité aux malades. Chacun peut en trouver dans sa vie. Je ne donne pas un cours là-dessus sans que 3 ou 4 étudiants me signalent comment cette option est vraie, profondément vraie, compte tenu de telle ou telle expérience qu'ils ont vécue. L'infirmière française, Jacqueline Bellet, a consigné par écrit le récit de ses liens avec un malade atteint d'un cancer :

> «À l'approche des fêtes de Noël, profitant d'un moment où nous étions seuls, monsieur X m'annonce son départ rendu possible grâce à la prise en charge par l'hospitalisation à domicile, puis me dit à brûle-pourpoint: «Êtes-vous chrétienne?» Sur ma réponse affirmative, il me

confie: «Je vous demande de prier pour moi, car c'est mon dernier Noël et il est dur de mourir seul». J'accepte ses paroles et me contente d'accentuer la pression de main de l'au-revoir. Nous gardons le silence et, au bout d'un moment, il reprend: «Vous pouvez partir je me sens mieux.» (...)

Au retour des vacances de Noël, je retrouve monsieur X ré-hospitalisé en urgence, du fait d'une altération brutale de son état général. Il me reconnaît cependant et me dit: «Il m'était insupportable de vivre près de ma famille qui ne voulait pas m'écouter. Vous savez, c'est insupportable de vivre avec des gens avec qui vous ne pouvez pas parler de votre mort. Dans ma famille on ne veut pas; à l'hôpital on ne veut pas.

En quelques jours, monsieur X s'est acheminé vers sa mort, gardant sa conscience. Je suis venue le voir plusieurs fois en «visiteuse». Il me faisait signe d'approcher, me serrait très fortement la main, me disait: «Restez», et le silence suffisait à l'échange.[73]»

Dans un livre extraordinaire de finesse, Anne Philipe raconte l'histoire de son amour avec son mari, le célèbre acteur de cinéma Gérard Philipe mort d'un cancer. Elle lui a caché la vérité pour ne pas l'attrister. Or, elle se reproche justement, dans ce livre, cette attitude. D'abord, parce qu'elle voit cela, après coup, comme une lâcheté, une infidélité: c'était la première chose qu'elle lui cachait. Eux qui avaient toujours voulu vivre dans la transparence! Elle se reproche aussi ce silence comme un vol: elle l'a empêché de vivre sa mort. Elle lui a volé sa mort. Elle l'a donc empêché de vivre sa vie, de savoir ce qui l'attendait et donc de la voir, elle et ses enfants, avec infiniment plus de densité et d'intimité, que s'il avait su.[74] Simone de Beauvoir qui avoue s'être toujours un peu gaussée de la mort, dans le livre où elle raconte la mort de sa mère, affirme comment

73. Jacqueline Bellet, dans Le Malade et la vérité, p. 6.
74. Anne Philipe, Le temps d'un soupir, Julliard, 1963.

cette expérience de vérité a été, pour sa mère et pour elle, une expérience enrichissante. L'homme est mortel : c'est être humain, c'est accepter d'être humain que de s'accepter mortel et de regarder la mort en face.[75] Ma mort : scandale, injustice, appel de Dieu? Quelque sens que je lui donne, il me permet justement de donner un sens à ma vie.

Plusieurs médecins font des expériences très intéressantes dans la ligne de la franchise : expériences personnelles ou expériences institutionnelles. Tout le monde connaît maintenant l'existence du St-Christopher's Hospice de Londres (avec le docteur Cicely Saunders), celle de l'hôpital de Villejuif à Paris (autour du docteur Émile Raimbault) ou l'unité de soins palliatifs à l'hôpital Royal Victoria de Montréal (sous la direction du docteur Balfour Mount). Ce sont trois exemples, parmi beaucoup d'autres, d'unités où l'on a mis tout en œuvre pour aider les patients à mourir. La thérapie étant désormais impossible, on aide alors à atténuer les souffrances et à vivre le mieux possible. On ne donne que des soins palliatifs. Que dire enfin des expériences et des travaux du docteur Élizabeth Kübler-Ross connus dans le monde entier et qui furent à l'origine d'une profonde et large réflexion sur le présent sujet. Le contentement des malades est si éclatant qu'on ne peut s'empêcher de penser qu'on œuvre là en plein dans le sens du respect du malade, de sa dignité et de sa promotion.

Jusqu'ici j'ai fondé le droit à la vérité sur le respect de la personne humaine : notion philosophique si l'on veut, mais qui a ses résonnances sur le plan du vécu. On peut le justifier aussi au nom de la justice et de la justice commutative. Il y a un contrat qui lie le médecin à son patient. Quand je me confie à un médecin, je ne renonce pas à ma liberté et à mon autonomie pour autant, je ne me remets

---

75. S. de Beauvoir, *Une mort très douce*, Gallimard, 1964. Voir aussi *La force des choses*, Gallimard, 1964.

pas à un grand sorcier qui décidera tout pour moi. Je demande l'aide d'un spécialiste pour un diagnostic et un essai de guérison. Il y a une entente implicite entre lui et moi de dire ce qu'il sait sur moi. C'est à moi, en somme, de décider. On peut élargir la question : c'est tout le dialogue médecin-patient qui serait à évoquer ici. Toute thérapie doit être décidée, acceptée par le patient. Le médecin fait le diagnostic, informe et — si le patient l'y autorise ou le lui demande — essaie telle ou telle thérapie. Telles sont les conditions d'un rapport médecin-patient vrai, non aliénant. Cette exigence contractuelle n'est pas moins réelle parce que implicite. L'exigence du secret professionnel est aussi implicite et tout autant rigoureuse.

Il y a des cas d'ailleurs où la connaissance de la vérité permettra d'améliorer le sort du malade. Il n'y a pas que la douleur physique, la douleur morale elle aussi est importante, toute liée d'ailleurs à la première. La connaissance permet de diminuer l'angoisse, et la diminution de l'angoisse, en pacifiant le sujet, le rend souvent plus heureux et plus serein. Ce n'est pas le lieu de s'étendre sur l'unité psychosomatique de l'être humain. Aussi n'est-il pas surprenant de remarquer souvent à l'hôpital, après aveu de la vérité, la diminution de la demande et de la consommation d'analgésiques.

Il faut se souvenir d'ailleurs que si l'on ne dit pas franchement la vérité, le patient peut l'apprendre de bien plus troublante façon. C'est un lieu commun de citer le cas de malades qui ont eu accès subrepticement à leur dossier et qui ont appris leur situation sans ménagement aucun, ou de ces malades qui se sont identifiés dans les remarques de deux infirmiers ou de deux médecins qui se pensaient protégés par l'anonymat. Un de mes amis a appris sa maladie mortelle à la pharmacie en allant chercher une ordonnance. Le pharmacien a fait une remarque à son collègue en se pensant à l'abri du comptoir, mais l'oreille du malade l'avait perçue.

On pourrait se demander d'ailleurs pourquoi on hésite tant à reconnaître ce droit aux malades. Ce refus aurait-il des justifications? Or, il y a lieu de croire que, souvent, ce refus n'est guère justifié. Il relève plutôt d'une attitude de défense, d'autodéfense: il cache notre peur de la mort. Où est alors le bien du patient? Le respect de sa personne? On a publié souvent cette lettre d'une infirmière américaine à Elisabeth Kübler-Ross. Elle est adressée aux infirmières, mais chacun peut en faire son profit.

«Je suis étudiante infirmière et je suis en train de mourir. Je vous adresse ceci, à vous qui êtes ou qui serez infirmières, dans l'espoir qu'en partageant ce que je ressens maintenant vous serez mieux à même d'aider ceux qui subiront mon sort. Le nursing doit évoluer, je souhaite que cela aille vite. On nous a appris à ne pas être enthousiaste et à ne pas oublier la routine. Nous avons obéi et nous nous trouvons aujourd'hui, une fois nos illusions envolées, dans une sorte de vide fait de vulnérabilité et de peur. Le mourant n'est pas encore considéré comme une personne et ne peut donc être contacté comme telle. Il est le symbole de ce que nous savons être la peur de notre propre mort. Il faut longtemps pour découvrir ses propres sentiments avant de pouvoir aider quelqu'un d'autre à découvrir les siens. Pour moi, la peur est là et je suis en train de mourir. Vous entrez et sortez de ma chambre, vous m'apportez des remèdes et prenez ma tension. Est-ce parce que je suis infirmière ou simplement un être humain que je sens votre peur? Cette peur m'envahit. Pourquoi êtes-vous effrayées? C'est moi qui meurs. Je sais, vous êtes embarrassées, vous ne savez que dire, que faire. Mais, croyez-moi, si vous participiez à ma mort, vous ne pourriez vous tromper. Admettez un instant qu'elle vous importe (c'est ce que nous recherchons, nous, les mourants): restez, ne partez pas, attendez. Tout ce que je veux, c'est que quelqu'un soit là pour me tenir la main quand j'en aurai besoin. J'ai peur. Pour vous, la mort fait partie de la routine, pour moi, elle est nouvelle et unique. Pour me réconforter, vous me

parlez de ma jeunesse, mais je meurs.
J'ai beaucoup de choses à vous dire. Cela ne vous prendrait pas beaucoup de temps de parler avec moi. Ah, si nous pouvions être honnêtes et admettre nos angoisses, de quelque côté que nous nous trouvions, si nous pouvions nous toucher... Si vous vouliez bien m'écouter et partager ce qui me reste de vie, et si même vous pleuriez avec moi, perdriez-vous de votre intégrité professionnelle? Les rapports de personne à personne ne peuvent-ils donc exister dans un hôpital? Ce serait tellement plus facile de mourir... à l'hôpital... entouré d'amis... [76]»

Jacqueline Bellet, une infirmière française, rapporte une phrase terrible d'une infirmière de 25 ans morte du cancer du larynx, à qui le médecin avait caché le diagnostic mortel. Durant les dernières semaines, elles avaient parlé ensemble de sa mort et, la dernière fois, la malade lui confia: «Vous savez, je crois que je vais mourir sans pouvoir pardonner au chirurgien sa lâcheté.[77]» Cette peur de la mort existe. Elle nous retient tous et pourtant l'expérience prouve qu'il est possible de la surmonter. Moyennant un certain retour sur soi, une certaine prise de conscience, il est possible d'accepter progressivement cette idée de la mort pour soi et pour autrui, ce qui rend libre alors pour aider autrui.

À cette politique de la franchise, on peut objecter qu'il y a des cas concrets où le silence s'impose: certains patients seraient «détruits» par la vérité, d'autres ne veulent absolument rien savoir. C'est vrai, mais ces cas doivent demeurer clairement l'exception. La règle générale, la politique, doit être celle de la franchise et de la vérité. Il y a une présomption en faveur de l'option-franchise: seuls des indices sérieux devraient justifier d'y déroger.

---

76.   Rapporté par J. Baillargeon et H. Pelletier-Baillargeon, «Le médecin devant la mort», dans *Le médecin du Québec*, vol. 12, n° 4 (avril 77) 83. Même texte dans *Rencontre avec les mourants*, p. 10; et dans *American Journal of Nursing*, cxx (juin 1970).
77.   Cf. *Le Malade et la vérité*, p. 6.

«Trop souvent, redisons-le, nous ne faisons pas assez confiance à notre patient, nous ne croyons pas aux possibilités qui sommeillent en lui. Redoutant son découragement, nous nous taisons, alors que si nous savions l'avertir et l'entourer tout à la fois, un redressement se produirait.[78]»

La perspective ici exposée rejoint très fidèlement la position du pape Pie XII, déjà en 1944.

«En vertu de la loi morale, le mensonge n'est permis à personne; il y a toutefois des cas où le médecin, même s'il est interrogé, ne peut, tout en ne disant pas pourtant une chose absolument fausse, manifester cruellement toute la vérité, spécialement quand il sait que le malade n'aurait pas la force de la supporter. Mais il y a d'autres cas dans lesquels il a indubitablement le devoir de parler clairement; devoir devant lequel doit céder toute autre considération médicale ou humanitaire. Il n'est pas permis de bercer le malade ou les parents dans une sécurité illusoire, au risque de compromettre ainsi le salut éternel du patient ou l'accomplissement des obligations de justice ou de charité.[79]»

Jusqu'ici, je n'ai parlé que des adultes. La situation est pourtant la même pour les enfants. Les mêmes raisons justifient la franchise avec eux : le respect de leur intelligence, le contrat qui lie médecin et patient, le souci d'améliorer leur sort. La plupart des enfants malades ont conscience de la gravité de leur maladie et ont une conscience claire de leur mort à venir. Ils ont besoin d'en parler pour l'apprivoiser, conjurer la peur et la solitude. On pourrait multiplier les témoignages illustrant le bienfait de cette politique de la franchise.

78.. Docteur Malgras, cité par M. Eck, *Mensonge et vérité*, Casterman, 1965, p. 206-207.
79. Pie XII, discours aux membres de l'Union italienne médico-biologique, 12 novembre 1944.

Dans son livre sur *L'enfant et la mort,* la psychanaliste Ginette Raimbault rapporte de multiples exemples révélateurs.

Amélie (onze ans): « C'est triste d'être séparé de ses parents... J'ai des cauchemars, et il n'y a personne ici pour les calmer. La nuit, je vois une personne morte... »

Louise (treize ans): « Les docteurs, ils ne savent pas, ou ils ne disent rien.[80] »

À une personne qui l'a comprise et s'est approchée d'elle pour calmer son angoisse, une petite fille de 8 ans, mourante, déclare:

> « Je sais que je vais mourir très bientôt et j'ai absolument besoin d'en parler à quelqu'un.[81] »

Comment dire la vérité

Le droit du malade à la vérité me semble indéniable. Le problème réside plutôt dans la « manière ». Comment la dire? Deux éléments me semblent essentiels ici: laisser le malade venir à sa vérité; l'accompagner.

1. *Laisser le malade venir à sa vérité.* Il est évident que, sous prétexte de franchise, on ne dit pas brutalement la vérité à quelqu'un. Ce serait souvent lui faire un tort considérable. Il faut user de doigté, de tact. On n'annonce pas, non plus, le pronostic fatal aux premiers signes de la maladie mortelle. Le respect du malade exige de doser la vérité ou mieux de le préparer à apprendre la vérité. Le

---

80. *Cf.* G. Raimbault, *L'enfant et la mort,* Privat, 1975, p. 20 et 27 (voir un bref compte rendu dans *Revue Infirmière* 3 (mars 1976) 230-231; et dans *Le Malade et la vérité,* Laennec, déjà cité p. 19). Voir aussi les écrits de E. Kübler-Ross, par exemple *Rencontre avec les mourants,* déjà cité p. 15-17; et J. Bréhant, *Thanatos,* R. Laffont, 1976, 97-109.
81. Voir le contexte de cette phrase plus loin, p. 214.

docteur Abiven a trouvé cette formule très heureuse : « laisser le malade venir à sa vérité ». Il y a, dans l'attitude ainsi suggérée, le désir de laisser le malade prendre conscience de la gravité de son mal et pressentir l'issue fatale, de sorte que la vérité lui apparaisse moins comme une condamnation du dehors, que comme une révélation de ce qu'il savait déjà.

Pour atteindre cet objectif, il n'est pas besoin de grand discours. Il ne s'agit pas, non plus, de toujours prendre les devants. Souvent, il suffit de répondre à la question, formulée ou non, du malade. Un mot, parfois un signe, suffit.

Il ne s'agit pas, non plus, d'écraser le malade sous le verdict, de lui faire sentir que l'avenir est bouché. Il y a moyen d'être franc, tout en laissant un brin d'espoir.

2. *L'accompagner.* Dire la vérité et s'éloigner constituerait une fuite inacceptable. Le respect du malade exige qu'on l'aide à accepter la vérité et à en profiter. Il serait trop facile de se croire en « règle » après avoir dit la vérité. Accompagner le malade, c'est cela qui est souvent le plus difficile, et c'est parce qu'on ne s'en croit pas capable que parfois on refuse justement de dire la vérité.

Accompagner quelqu'un ne demande pas, d'ailleurs, de lui tenir des discours. C'est davantage une question d'attitude. Les témoignages précédemment cités insistaient d'ailleurs sur la seule présence. Souvent le malade a moins besoin de paroles — encore moins de paroles de consolation — que de présence, de pression de la main, etc.

Il faut savoir d'ailleurs ajuster notre réaction, notre attitude, à la situation psychologique du malade. Le malade à qui on vient de dire la vérité passe par des phases diverses : refus, colère, marchandage, dépression, acceptation. Cette évolution est normale. Chacun n'a pas, d'ailleurs, la même histoire. Diverses études, notamment celle du docteur Kübler-Ross, ont essayé de déceler et de décrire ces phases. Cette connaissance est très utile. Elle permet de comprendre les réactions du malade, son évolution. Elle permet, surtout, d'ajuster notre aide à la situation. Ainsi, est-il tout à fait normal que la première réaction du malade soit une réaction de choc et de refus. Il faut respecter ce moment. C'est le temps, moins que jamais, d'entreprendre des discours spirituels. Il suffit de faire sentir au malade qu'on pourra l'écouter, parler de sa mort s'il le veut bien. Le désir peut se manifester n'importe quand, surtout la nuit après un premier sommeil qui a procuré un certain repos. Il ne faut pas, non plus, être froissé de l'agressivité du malade, cette étape est normale : ce n'est pas contre nous qu'il en a, c'est contre son sort, et il le passe sur nous. Laissons-le exprimer sa colère, laissons-le se défouler, ça lui fait du bien. Un jour le malade peut commencer une longue confidence, il suffit d'écouter. D'autres fois, il passera simplement quelques réflexions et demandera qu'on reste auprès de lui. Quand l'individu est serein, il n'y a rien d'autre à faire, souvent, que de rester à son chevet et de lui tenir la main.

Laisser venir le malade à sa vérité, l'accompagner, c'est tout un programme. Pour le réussir, il faut de l'attention, une attitude d'accueil, etc. Deux conditions sont particulièrement nécessaires : savoir prendre le temps ; écouter le langage symbolique.

Savoir prendre le temps... Si on ne laisse jamais parler le malade, si on entre toujours dans la chambre l'air pressé, une seringue à la main, si on parle toujours de tout ce qui se passe dans le monde... le malade ne demandera jamais rien, il ne s'ouvrira jamais. Prendre le temps, cela veut dire très précisément : s'asseoir auprès du lit et savoir attendre ; savoir laisser des silences dans la conversation ; savoir toucher le malade. « Les choses difficiles à dire, les questions difficiles à poser, rapporte le docteur Abiven, ne viennent pas tout de suite en général. »

Non seulement il faut savoir prendre du temps, mais il faut aussi *être attentif au langage symbolique ou détourné* du malade : questions indirectes, gestes symboliques, dessins d'enfant, questions symboliques aussi. Élizabeth

Kübler-Ross rapporte l'exemple suivant qui est très révélateur :

«Il s'agit d'une petite fille de huit ans qui se mourait dans notre hôpital de Chicago. Elle était sous une tente à oxygène et tard dans la nuit elle appela l'infirmière. Une jeune infirmière répondit à l'appel et vint lui demander ce qu'elle voulait. La petite fille la regarda et lui dit : «qu'est-ce qui se passera si, pendant que je suis sous cette tente à oxygène, éclate un incendie». Que répond l'infirmière lambda à ce genre de question? Que répondre pour apporter le réconfort souhaité? On répond généralement : «mais il n'y aura pas d'incendie, ne t'en fais pas, cela n'arrivera pas». Ce genre de réponse revient à dire : «ne te fais pas de souci au sujet de quelque chose d'affreux comme la mort parce que ça n'arrivera pas. Comprenez-vous ce dont parle l'enfant? Comprenez-vous pourquoi j'ai dit qu'il fallait définir la peur de la mort comme la peur d'une force catastrophique contre laquelle nous ne pouvons rien. Quelle description plus parlante peut-on donner d'une force catastrophique qui va vous détruire et contre laquelle vous ne pouvez rien faire que d'évoquer cette situation, être emprisonnée dans une tente à oxygène au moment où se déclenche un incendie? L'infirmière répondit : «Ne te fais pas de souci, personne ici ne fume» et s'en fut. Mais, une fois sortie de la chambre, elle écouta sa réaction instinctive. Elle eut conscience, au fond, de n'avoir pas réussi à communiquer avec l'enfant. Elle eut alors le cran de téléphoner à la surveillante du service et de lui demander ce qu'elle aurait dû faire. Cette surveillante était quelqu'un de remarquable, qui comprenait parfaitement le langage des enfants mourants. Elle répondit à la jeune infirmière que J'enfant se trouvait prête à parler de sa mort. «Si vous en avez la force, si vous pensez pouvoir le faire, vous devriez retourner la voir tout de suite et lui en parler. Pouvez-vous le faire?» L'infirmière répondit qu'elle ne s'en sentait pas capable.

La surveillante vint à l'hôpital, non pas le lendemain s'il vous plaît, mais sur-le-champ. Elle entra dans la chambre de l'enfant et lui demanda ce qu'elle avait dit au sujet de la tente à oxygène. La fillette comprit ce qui arrivait et répéta sa question. La surveillante ouvrit la fermeture-éclair de la tente, glissa ses bras sous l'oreiller de l'enfant et la souleva, puis demanda : « Est-ce que ça aide ? » Comprenez-vous ce qu'elle est en train de faire là ? Elle n'emploie pas le mot mort, mais elle parle le langage de la malade. L'enfant comprit que cette infirmière l'aidait effectivement, et au lieu d'essayer de se défiler s'était rapprochée d'elle jusqu'à la toucher. Elle se mit à pleurer et dit sans ambage : « Je sais que je vais mourir très bientôt et j'ai absolument besoin d'en parler à quelqu'un. » Elles parlèrent de cette mort prochaine, pendant environ une heure, au cœur de la nuit, et l'enfant se sentit bien mieux et put mourir paisiblement.[82] »

Qui doit le dire ?

Jusqu'ici, il a été question de l'exigence générale de vérité aux malades condamnés. La question la plus délicate n'a pas encore été traitée : Qui doit dire cette vérité ?

Personnellement, je crois que cette responsabilité revient d'abord au médecin. Il est le responsable de l'équipe soignante. C'est lui, par ailleurs, le spécialiste du diagnostic et du pronostic, c'est donc à lui de dire la vérité au malade. Instinctivement d'ailleurs, le malade attend cela de lui. Et ce devoir entre aussi dans le contrat implicite qui lie le médecin et le patient.

Il va sans dire que cette responsabilité, le médecin peut la remplir personnellement ou il peut demander à un autre de le faire à sa place : aumônier, proche parent, infirmière. Le médecin est quand même responsable que cela se fasse. Certains médecins ont tendance à trop refiler leurs responsabilités à d'autres, par peur de s'impliquer, de perdre du temps, etc. C'est dommage. Mais on peut imaginer aussi une situation plus éducative où le médecin

---

82. *Cf.* E. Kübler-Ross, *Rencontre avec les mourants*, déjà cité, p. 8.

avertit l'équipe soignante qu'il est temps de préparer le malade à recevoir la vérité et demande donc à chacun de profiter des occasions, des questions du patient, pour le faire cheminer jusqu'au jour où on l'éclairera explicitement.

La difficulté commence quand le médecin refuse de dire la vérité ou temporise indéfiniment. L'infirmière, l'aumônier, un proche peuvent-ils alors prendre l'initiative de dire cette vérité? Personne ne contestera, je pense, qu'un proche parent puisse le faire, doive même le faire. Mais l'infirmière? Je pense que oui, l'infirmière aussi peut et doit même parfois le faire, même si elle risque d'encourir des reproches du médecin ou de l'administration. Ce n'est pas ici une question de caprice; il y va d'un droit du malade et il y va de son bien. Le refus du médecin ne prive pas le malade de son droit. Il faut que d'autres relaient le médecin défaillant. Quand à l'aumônier, je crois que lui aussi peut prendre l'initiative si personne d'autre ne le fait. Mais d'un autre côté, cette tâche ne lui revient pas professionnellement et il serait dommage qu'il devienne l'unique responsable de l'assistance aux mourants. Je n'ignore pas, non plus, que certains conseillers spirituels pourraient devenir envahissants et intervenir prématurément ou à tort et à travers. Mais il y a malgré tout ce droit du malade à la vérité qui persiste.

Le mieux serait donc qu'il y ait une concertation de l'équipe soignante. Puisque ce sont tous les membres de l'équipe qui œuvrent autour du malade, pourquoi la décision ne serait-elle pas prise en commun? Souvent, c'est l'infirmière d'ailleurs qui connaît le mieux l'état psychologique du malade, c'est elle qui aura à voir le patient plusieurs fois par jour à la suite de la révélation, c'est elle qui devra l'accompagner dans son évolution intérieure. Pourquoi ne pourrait-elle participer à la décision? Il est urgent de toute façon que toute l'équipe soit informée du fait que le malade connaît ou non son état. Rien de plus malsain, en effet, que les contradictions des membres de l'équipe face au malade et que cette sorte d'hypocrisie génératrice d'incertitude, de trouble et d'angoisse.

SOUFFRANCE ET ANALGÉSIQUES

Après la question de la vérité, se pose celle de la lutte contre la souffrance. Faut-il lutter contre la souffrance, chercher à l'atténuer ou se soumettre au destin? Essayons d'abord de comprendre ce qu'est la souffrance, j'entends celle qui accompagne la dernière maladie[83].

Le fait de la souffrance

La souffrance est d'abord un fait. Elle existe considérablement sous des facettes multiples: douleur physique, douleur morale. Elle frappe l'enfant tout autant que l'adulte et le vieillard. On ne s'habitue jamais à elle: elle surprend, dérange, scandalise.

Les grandes maladies comportent presque toutes des souffrances terribles. Pensons aux cancéreux en phase terminale. Les interventions chirurgicales, que l'on multiplie souvent durant la dernière maladie, s'accompagnent presque toujours d'un surcroît de douleurs. La souffrance commence bien avant ce qu'il est convenu d'appeler les «affres de l'agonie».

La souffrance est parfois supportable, conciliable avec une certaine sérénité qui laisse la liberté de penser, la conscience de vivre et la possibilité de s'entretenir avec les

---

83. Cf. C. Brunet, *Ma souffrance*, Éditions Paulines, 1971, 48 p.; G. Brochu, «La maladie, pourquoi?», dans *Christus* 57 (1968) 123-129; «Thérapeutique des souffrances terminales», n° spécial de *Médecine de l'homme*, 78 (oct. 75) 51 p. et de *Laennec* (automne 75) 22 p.; *Des rues et des hommes*, manuel de catéchèse publié par l'OCQ, doc. pour l'éducateur, Fides, 1972, p. 135-141, 149-154.

visiteurs. Le plus souvent cependant, surtout quand elle est intense, elle brise l'homme, le déprime, le décourage. Combien alors au sein de leur souffrance maudissent Dieu ?

La souffrance n'est jamais un bien, elle est un mal, — que l'homme a quand même la liberté de faire servir à son bien au prix d'un héroïsme parfois difficile.

Responsabilité morale

L'attitude éthique face à la maladie et à la souffrance tiendra compte de ces faits.

La première attitude est de s'efforcer de calmer la souffrance. C'est là une exigence d'humanitarisme. C'est là aussi un but de la médecine. Calmer la souffrance, parce que cela accentue la résistance des gens et que cela permet une prolongation de la vie. Calmer la souffrance aussi, parce que cela permet de vivre dans la dignité : la souffrance empêche de vivre vraiment, d'aimer, d'échanger, de produire. Rien de plus inhumain que des personnes qui se tordent de douleur.

Quant elle est inévitable — et pour la part qui est inévitable — la souffrance doit être supportée, acceptée, assumée. Le suicide équivaudrait à un refus d'accomplir sa tâche d'homme. Se révolter n'a aucun sens et, de toute façon, cela nous détruit ou nous empêche de profiter de ce qui nous reste de vie. Il reste donc à supporter, à assumer la souffrance stoïquement (en faisant contre mauvaise fortune bon cœur) ou chrétiennement (en s'associant aux souffrances rédemptrices du Christ). La souffrance peut être éducatrice : occasion de maturation et d'enrichissement intérieur. Mais attention au masochisme : ce n'est pas la souffrance elle-même qui a de la valeur, c'est l'occasion de maturation qu'elle fournit, c'est l'attitude que l'on prend face à elle.

« Soulager la souffrance, ce n'est pas seulement l'endormir par des drogues. C'est procurer à celui qui souffre une possibilité, une qualité de relations humaines, dans un entourage capable de l'accueillir, de le comprendre, de l'encourager. C'est l'aider à affronter en homme sa propre souffrance et à lutter avec elle.[84]»

Entre accepter la souffrance et la rechercher ou l'aimer, il y a cependant un abîme. Autant l'un est nécessaire, autant l'autre ne l'est pas. Ce n'est que très exceptionnellement et pour de rares êtres que l'on peut parler d'une vocation particulière à la souffrance. C'est, en tout cas, un élément de la doctrine catholique telle qu'elle est rappelée par exemple par le Pape Pie XII. De toute façon, l'idéal de l'héroïsme chrétien n'exige pas que l'on accepte toutes les souffrances qui se présentent.

> « Si Jésus-Christ au Calvaire a refusé le vin mêlé de fiel, parce qu'il voulait en pleine conscience boire jusqu'à la lie le calice que le Père lui présentait, il s'ensuit que l'homme doit accepter et boire le calice de douleurs toutes les fois que Dieu le désire. Mais il ne faudrait pas croire que Dieu le désire toutes les fois que se présente une souffrance à supporter, quelles qu'en soient les causes et les circonstances.

> Que les mourants aient plus que d'autres l'obligation morale naturelle ou chrétienne d'accepter la douleur ou de refuser son adoucissement, cela ne ressort ni de la nature des choses ni des sources de la Révélation.[85]»

Ces considérations générales sur la souffrance servent d'horizon à une réflexion sur quelques questions plus concrètes liées à la dernière maladie.

---

84. P. Antoine, « L'homme et la souffrance », dans *Laennec* (automne 1975) p. 21.
85. Pie XII, allocution à des médecins et chirurgiens (sur l'analgésie), 24 février 1957 (*cf. Le corps humain*, coll. Les Enseignements pontificaux, p. 468 et 170).

Analgésiques

Personne ne met en cause, aujourd'hui, la moralité du recours aux analgésiques pour calmer la douleur, notamment chez les malades terminaux. Les réflexions précédentes arrivent à la même conclusion. Il est moral de prendre ou de donner des calmants, analgésiques, neuroleptiques, anxiolytiques ou autres, pour diminuer la douleur, même s'il y a risque de diminution de conscience ou d'accélération de la mort. La diminution de la souffrance s'inscrit, en effet, dans la promotion de la dignité de l'homme, elle accentue sa résistance et permet de mieux profiter des dernières étapes de la vie.

Ceci est conforme à l'enseignement de l'Église catholique. Ainsi, l'Épiscopat français affirme-t-il, en juin 1976: «il n'est jamais défendu d'utiliser les analgésiques pour soulager la souffrance, même si, indirectement, l'échéance de la mort devait en être avancée[86]». Cette déclaration ne fait que reprendre un enseignement très clair et très explicite du Pape Pie XII en 1956:

> «L'administration de narcotiques afin de provoquer ou de hâter la mort est illicite, parce qu'on prétend alors disposer directement de la vie. C'est un des principes fondamentaux de la morale naturelle et chrétienne que l'homme n'est pas maître et possesseur, mais seulement usufruitier de son corps et de son existence. On prétend à un droit de disposition directe toutes les fois que l'on veut l'abrègement de la vie comme fin ou comme moyen. Dans l'hypothèse que vous envisagez, il s'agit uniquement d'éviter aux patients les douleurs insupportables, par exemple en cas de cancers inopérables ou de maladies inguérissables.
>
> Si entre la narcose et l'abrègement de la vie n'existe aucun lien causal direct, posé par la volonté des intéressés ou par la nature des choses, (ce qui serait le cas, si la

---

86. Note du Conseil permanent de l'épiscopat français sur l'euthanasie, cf. *La Documentation Catholique*, 1703 (1-15 août 1976) 723.

suppression de la douleur ne pouvait être obtenue que par l'abrègement de la vie) et si au contraire l'administration de narcotiques entraîne par elle-même deux effets dinstincts, d'une part le soulagement des douleurs, et d'autre part l'abrègement de la vie, elle est licite; encore faut-il voir s'il y a entre ces deux effets une proportion raisonnable, et si les avantages de l'un compensent les inconvénients de l'autre. Il importe aussi d'abord de se demander si l'état actuel de la science ne permet pas d'obtenir le même résultat en employant d'autres moyens, puis de ne pas dépasser, dans l'utilisation du narcotique, les limites de ce qui est pratiquement nécessaire.[87] »

Jadis, on pouvait être assez démuni : les analgésiques étaient moins perfectionnés, on craignait la tolérance des malades à la morphine, etc. La recherche scientifique a considérablement progressé sur ces points, certains prétendent même qu'il n'y a pratiquement plus de souffrances incontrôlables. La mixture de Brompton, entre autres, produit des effets exceptionnels : suppression quasi-totale de la douleur physique, diminution de l'anxiété sans provoquer de perte de conscience, ni d'autonomie. Il y aurait lieu d'ailleurs, pour la médecine, de chercher de nouveaux analgésiques en dehors de la pharmacologie classique, d'interroger par exemple les traditions orientales avec leurs techniques de yoga et d'acupuncture.

Soins palliatifs

Le progrès des analgésiques pose la question des soins palliatifs. Quand un malade est condamné et que la guérison est impossible, est-il légitime d'abandonner expressément tout effort thérapeutique pour s'adonner uniquement à l'aider à mourir dignement et sereinement. C'est l'option que l'on fait notamment dans les unités de soins palliatifs.

---

87. Pie XII, déjà cité, p. 473-474.

Plusieurs professionnels de la santé hésitent devant cette option. Tout leur être les pousse à combattre la mort : la vaincre ou, à tout le moins, en retarder l'échéance. Et pourtant si on y regarde bien, cette option semble s'imposer. Elle implique une sorte de correction à l'optique médicale, le rôle de la médecine n'est pas de guérir : personne n'a l'obligation de faire vivre. Il est de soigner, de prendre soin de la personne atteinte, c'est-à-dire de répondre à ses besoins essentiels : essayer de la guérir, bien sûr, mais aussi calmer sa souffrance, l'aider à accepter l'inévitable et, notamment, l'aider à mourir. La mort n'est pas nécessairement un échec pour la médecine.

Quand donc il n'y a plus rien à faire contre la mort, la responsabilité morale demande d'aider à l'affronter, d'aider à vivre avec. Aider à vivre avec, cela veut dire d'abord de ne pas se gêner pour calmer la souffrance. Pourquoi avoir peur de l'accoutumance aux narcotiques chez un être qui n'a plus que quelques semaines ou quelques mois à vivre ? Élizabeth Kübler-Ross stigmatise le drame que constitue, particulièrement pour les cancéreux en phase terminale, la parcimonie, la bureaucratisation et l'inefficacité de la distribution routinière des analgésiques et des narcotiques en milieu hospitalier. Pourquoi limiter la pilule et attendre que le patient souffre « vraiment » pour avoir droit à une autre pilule : « Roue infernale qui créera chez le malade une tension psychologique obsessionnelle » écrit Hélène Pelletier-Baillargeon.[88] Aider à vivre avec, c'est aussi améliorer la qualité de vie des condamnés à mort. À la base de cet effort il faut une franchise totale et une collaboration constante des proches. Sa visée est de permettre une vie la plus heureuse possible : liens affectifs multiples, visite possible en tout temps y compris des enfants, loisirs, fêtes, sorties, pourquoi pas ?

---

88. Hélène Pelletier-Baillargeon, art. cité, p. 84.

De toute façon pourquoi avoir si peur de raccourcir sa vie. «Pourquoi raisonner, au sujet d'un grand malade, en termes quantitatifs, que nous n'employons jamais pour nous-mêmes? Nous interrogeons-nous souvent sur l'accroissement ou la diminution de notre longévité dus à notre rythme de vie?[89]» D'autant plus qu'un soulagement adéquat de la souffrance, contrairement aux idées reçues, ne raccourcit pas toujours la vie. Dans les milieux médicaux, on cite de nombreux cas de malades chez qui l'apaisement total de la souffrance permet de recommencer à s'alimenter normalement, à se déplacer et à retrouver le goût de vivre.

La «déconnection»

Sous prétexte de diminuer la souffrance, on plonge parfois les malades dans l'inconscience. Certains médecins ont même tendance à recourir très facilement à ces moyens. On bourre tellement le malade de pilules que celui-ci n'est plus lui-même. Il me semble qu'il y a là des abus intolérables. À plus forte raison d'ailleurs si le mourant manifeste de façon lucide et sensée le désir qu'on diminue les drogues pour rester conscient, demeurer avec les siens, les voir, toucher, écouter. Souvent, on vise moins le bien et le confort du malade qu'on ne se débarrasse de lui. La conscience reste en paix, on ne le tue pas, mais la mort de l'homme n'est-elle que physique?

Plus précise encore est la technique de «déconnecter» le malade: on le plonge alors expressément et quasi définitivement dans l'inconscience. Dans le service qu'il dirige, à l'hôpital de Villejuif près de Paris, le docteur Raimbault propose même au malade de décider lui- même du moment où il voudrait qu'on le déconnecte.[90] Cela est bien proche de l'option de donner la mort. On verra cette question plus tard; disons par anticipation qu'elle me sem-

---

89. P. Verspiren, art. cité à la note 91, p. 224.
90. *Cf.* E. Raimbault, *La délivrance*, déjà cité.

ble inacceptable. De même plonger les gens dans l'inconscience ne se justifie que si une douleur intolérable est impossible à diminuer autrement. On ne peut la proposer comme un choix. Elle équivaut concrètement à donner la mort. Les nouveaux analgésiques d'ailleurs permettent dans la presque totalité des cas de diminuer, sinon de supprimer la douleur sans faire perdre la conscience. Aux médecins d'être compétents.

L'ACHARNEMENT THÉRAPEUTIQUE

Prolongeant notre réflexion au sujet de l'assistance aux mourants, on rencontre une autre série de questions concernant ce qu'on appelle l'acharnement thérapeutique. Doit-on toujours tout mettre en œuvre pour sauver quelqu'un? Doit-on toujours recourir à tout l'arsenal moderne? Doit-on maintenir en vie grâce aux perfusions, transfusions, sondes, machines cœur-poumons, quelqu'un qui n'a plus qu'une vie végétative? Le progrès de la médecine soulève aujourd'hui des problèmes de cette sorte. Pour plus de clarté, distinguons les cas[91].

Arrêt de certains traitements

Typique ici est le cas de la jeune Américaine Karen Quinlan qui a fait la manchette des journaux dans plusieurs pays en 1975. La jeune fille est plongée dans le coma depuis longtemps; coma apparemment irréversible dû à l'ab-

---

91. *Cf.* M. Marcotte, «Le droit de mourir dans la dignité», dans *Relations* 389 (janv. 1974) 19-23; *P. Verspiren*, «L'euthanasie, un débat qui repose sur des équivoques», dans *Études* 346 (mars 1977) 293-309; B. Ribes, «Donner de mourir. Jalons pour une approche anthropologique et éthique de l'euthanasie» dans *Études* 343 (déc. 1975) 645-667; J. Toulat, *Faut-il tuer par amour?*, Paris, Pygmalion, 1976, 250 p.; P. Lowys, *Et mourir en douceur*, Paris, Cerf, 1975, 140 p.; P. Sporken, *Le droit de mourir*, DDB, 1974, 174 p.

sorption de barbituriques et d'alcool. Son cerveau est irrémédiablement détruit : l'électro-encéphalogramme est plat, elle n'a plus qu'une vie végétative. Peut-on dans ce cas et dans les cas analogues arrêter le traitement ? C'est-à-dire débrancher l'appareil cœur-poumons, sachant pertinement que ce geste peut tuer la patiente.

Si on veut être très précis, on pourrait distinguer d'ailleurs ici deux situations différentes. D'abord, celle où seules les cellules du cortex sont détruites. Il n'y a plus de vie consciente et relationnelle possible. Les Français parlent alors de coma prolongé. L'électro-encéphalogramme est plat. Le malade peut continuer à avoir une vie végétative : ses cheveux poussent, sa pupille réagit à la lumière, etc. Si on débranche la machine cœur-poumons (dans le cas où elle est branchée) le cœur peut cesser de battre comme il peut aussi bien continuer. Dans la deuxième situation, l'ensemble des cellules du cerveau (cortex et tronc cérébral) sont détruites. L'électro-encéphalogramme est nul. En France, on parle de coma dépassé. Il est impossible que le cœur batte seul et si on arrête les machines le cœur s'arrête aussitôt.

Sur le plan moral, l'unanimité semble faite sur la légitimité de cesser les traitements dans ces cas. Les auteurs ne distinguent pas toujours coma dépassé ou coma prolongé, mais leur jugement semble s'accorder. La doctrine morale catholique, en tout cas, l'accepte clairement. Déjà le Pape Pie XII avait été explicite en 1957.

Nous ne sommes plus en présence d'une véritable personne humaine. Bien sûr que le respect de ce corps, hier humain, s'impose : et on peut hésiter sur la moralité de l'achever (nous y reviendrons), mais on peut arrêter les traitements intensifs, il n'y a plus qu'une vie végétative qui ne justifie pas les coûts personnels et sociaux de tels traitements. De toute façon au sens strict, arrêter la machine n'est pas tuer. On ne provoque pas un processus de mort, on laisse un processus de mort suivre son cours. Le maintien des traitements relève moins du respect de la personne humaine que de la recherche de performance. On peut ainsi maintenir des gens en vie pendant des mois, des années même. N'y a-t-il pas là une sorte d'idolâtrie de la performance, ou encore une sorte d'idolâtrie du corps humain?

Abstention thérapeutique

Un problème analogue, quoique plus difficile, se pose à propos du commencement des traitements. Un blessé arrive à l'hôpital déchiqueté, un cancéreux en phase terminale fait une pneumonie, un vieillard moribond a une crise cardiaque. Faut-il commencer un massage cardiaque? Doit-on moralement traiter la pneumonie? Le respect de la vie exige-t-il que l'on s'acharne à sauver ce blessé en prolongeant son agonie de quelques heures ou quelques jours?

Il y a quelques années le Pape Pie XII a apporté un soulagement chez bien des gens en disant que, moralement, on n'était pas tenu d'entreprendre toujours ces soins intensifs. Bien sûr, la première réaction du personnel médical, quand se produit un arrêt cardiaque ou arrive un blessé, est de commencer les traitements même les plus sophistiqués pour essayer de sauver le malade ou le blessé, et cela surtout quand on ne connaît pas le sujet et qu'il y a donc des chances de vie consciente et relationnelle. Mais quand on connaît le sujet et qu'on sait qu'au fond on ne fera que prolonger les souffrances, prolonger l'agonie de quelques jours n'est pas moralement requis. On peut, sur le plan éthique, laisser mourir. Il y a, en effet, une différence entre tuer et laisser mourir. Ici on laisse la mort faire son œuvre. Personne n'est tenu de prendre les moyens extraordinaires pour protéger sa santé et sa vie. Essayer de prolonger la vie à tout prix, et quelle vie!, peut relever d'une sorte de blasphème: il équivaut à un refus des limites du rôle de la médecine ou à un refus de la finitude humaine et de la mortalité de l'homme.

La doctrine catholique est claire là-dessus. En 1976, l'Épiscopat français la rappelle comme allant de soi : « lorsqu'il n'y a plus aucun espoir de guérison, il n'est certes pas nécessaire de recourir aux moyens extraordinaires. » En 1970, le Cardinal Villot l'avait signalé aussi dans une lettre importante au Congrès de la Fédération internationale des associations médicales catholiques :

> « Il faut souligner, en même temps, que le caractère sacré de la vie est ce qui interdit au médecin de tuer, et qui lui fait en même temps un devoir de s'employer par toutes les ressources de son art à lutter contre la mort. Mais ce n'est pas faire pour autant au praticien une obligation d'utiliser toutes les techniques de survie que lui offre une science infatigablement créatrice. Dans bien des cas, ne serait-ce pas une torture inutile que d'imposer la réanimation végétative dans la phase ultime d'une maladie incurable ? Le devoir du médecin est bien plutôt alors de s'employer à calmer la souffrance au lieu de vouloir prolonger le plus longtemps possible, par n'importe quelle condition, une vie qui n'est plus pleinement humaine et qui va, naturellement, vers son dénouement. »

Le Pape Pie XII, lui aussi, en 1957, dans une allocution à des médecins et anesthésistes, avait été très clair :

> « L'anesthésiologue a-t-il le droit, écrit Pie XII, ou même est-il obligé, dans tous les cas d'inconscience profonde même dans ceux qui sont complètement désespérés au jugement d'un médecin compétent, d'utiliser les appareils modernes de respiration artificielle même contre la volonté de la famille ?
>
> Dans les cas ordinaires on concédera que l'anesthésiologue a le droit d'agir ainsi, mais il n'en a pas l'obligation à moins que ce soit l'unique moyen de satisfaire à un autre devoir moral certain. »

En 1956, Pie XII avait encore été plus large, traitant non seulement de l'abstention de traitements chez quelqu'un d'inconscient, mais du refus du traitement par une personne lucide:

> «Une fois établie avec certitude la présence du cancer, le médecin doit affronter un autre type de problème: celui de l'application des moyens thérapeutiques. C'est alors, qu'avant de recourir aux ressources qu'offre la chirurgie, la chimiothérapie, les rayons X, le radium, il importe de percevoir nettement le but à atteindre et la manière qu'il faudra doser chacun de ces procédés. Avant tout, que le praticien considère l'homme tout entier dans l'unité de sa personne, c'est-à-dire, non seulement son état physique, mais aussi sa psychologie, son idéal moral et spirituel et la place qu'il occupe dans son milieu social. Quelles seront les conséquences pratiques des interventions qu'il se propose? Dans quelle mesure lui est-il permis de risquer une opération grave, dangereuse et comportant des sacrifices importants? Quel profit le malade en retirera-t-il? Au lieu de lui imposer des infirmités lourdes et permanentes qui le réduiront à l'inactivité presque totale, ne vaut-il pas mieux qu'il continue à travailler, et aussi longtemps que son mal le lui permet? Parfois, au contraire, le souci de soulager la douleur, de prolonger un peu la vie, d'apporter un réconfort indispensable, autorisera des traitements onéreux dont l'issue ne laisse guère d'espoir.
>
> Dans chaque cas s'impose au médecin une réflexion approfondie, une véritable méditation où les facteurs d'ordre humain entreront en ligne de compte bien plus que les autres.»

Qui doit décider?

Dans le cas de refus de traitement, on comprend facilement que c'est au patient de décider. Le médecin doit l'informer, au mieux de sa connaissance et lui laisser sa responsabilité.

Face aux inconscients, la réponse est plus difficile. Il peut y avoir une volonté préalablement exprimée comme par exemple dans le «testament de vie» admis par la loi de Californie et dans lequel quelqu'un demande qu'on le laisse mourir et qu'on ne le maintienne pas en vie par des moyens artificiels et des traitements héroïques. Il me semble que dans ce cas, on doit respecter la volonté de la personne, sauf s'il y a lieu de croire qu'elle a changé d'idée. Et de toute façon, il appartient au médecin de juger s'il y a chance de guérison, c'est-à-dire s'il y a chance de vie consciente et relationnelle.

En dehors de ces cas, nous sommes devant l'alternative suivante: appartient-il à la famille ou au médecin de décider? La famille est plus proche du malade par ses liens affectifs, mais peut-elle juger d'une façon objective? N'y aura-t-il pas très souvent un intérêt à se débarrasser de quelqu'un, des histoires d'héritage ne sont-elles pas possibles? C'est pourquoi il me semble que, finalement, la décision devrait revenir au médecin, quitte à ce que celui-ci tienne compte de la volonté de la famille. C'était déjà la suggestion de Pie XII en 1957. Ce fut aussi l'option de l'Association des médecins de langue française du Canada, en 1975. Il me semble enfin que le médecin est le mieux placé pour prendre cette décision, pour le bien du malade et de la communauté

Les critères

Il y a quelques années, un hôpital londonien a soulevé une violente tempête dans les journaux quand on prit connaissance qu'il avait décidé qu'on ne tenterait plus de réanimer les personnes de 65 ans et plus atteintes d'insuffisance cardiaque. Dans nos hôpitaux, il arrive souvent que l'on décide de ne pas réanimer tel ou tel patient s'il survenait une complication. On évite de l'inscrire à son dossier par peur de poursuite judiciaire ou par crainte que cela tombe aux mains de la famille. Pour en informer l'équipe, on met parfois une marque sur le lit, ou bien on l'inscrit sur une feuille particulière ou encore on se contente de l'information orale.

Il faut dénoncer avec force toute « catégorisation ». Chaque cas doit être traité individuellement. Il faut analyser le bien total de ce malade. Pie XII disait qu'on devait considérer « l'homme tout entier, dans l'unité de sa personne ». P. Verspiren, animateur au Centre Laennec à Paris, a très bien énuméré les éléments à considérer :

> « Dans la décision interviennent des facteurs objectifs : la gravité de l'état du malade, le pronostic, la durée et la qualité de la survie que l'on pourrait escompter en employant telle ou telle thérapeutique. (...) Devraient intervenir aussi dans la décision des facteurs subjectifs : le désir du malade de lutter coûte que coûte, sa volonté de survivre jusqu'à un événement déterminé (mariage d'enfants ou de petits-enfants...) ou, au contraire, son acceptation sereine de la mort ; et aussi des facteurs à la fois objectifs et subjectifs, tels que la situation de la famille, son attachement au malade, son désir de recueillir chez elle le malade, quelles que soient les séquelles de sa maladie.[92] »

Pour être morale, la décision ne doit donc pas se faire de manière technique ou administrative. Au contraire, continue P. Verspiren, la décision requiert des médecins, des infirmières, des proches, de savoir écouter et comprendre le malade chacun à sa manière et de mener ensuite entre eux un dialogue empreint de confiance.

Mourir chez soi

Certains hôpitaux invitent les patients incurables à aller mourir chez eux. À tout le moins les invitent-ils à retourner chez eux le plus longtemps possible. Si l'on admet la moralité de l'abstention thérapeutique et du recours aux seuls soins palliatifs, cela ne peut qu'apparaître moral. De

---

92. P. Verspiren, art. cité, p. 297.

même qu'il y a toujours eu de vieilles gens qui ont tenu à mourir chez elles, entourées de leur monde familier et de leurs proches, sans qu'on ne le leur reproche jamais. «Ils peuvent manquer de soin!» Et puis après? Ils mourront dignement dans la paix et la sérénité. Il y a là un apprivoisement de la mort.

Notre civilisation a trop caché la mort. Il est temps que l'on reprenne conscience que l'homme est un être mortel.

PROVOQUER LA MORT

Pour terminer notre investigation, il reste à explorer une dernière série de situations qui concerne le fait de provoquer directement la mort de quelqu'un. Que l'on songe à des interventions douces (dose mortelle d'analgésiques, injection d'air, injection d'insuline) ou à des interventions violentes (fusil, asphyxie). Car l'acte mortifère peut se présenter aussi bien à l'hôpital que dans la maison privée. Les journaux nous rapportent chaque année des cas de gens poursuivis en justice pour avoir tué un être cher qui souffrait trop. On peut penser à des gens dont la souffrance était intolérable; à d'autres qui n'ont qu'une vie végétative. Mais on peut facilement élargir les cas aux infirmes, handicapés, etc., dont on juge la vie sans valeur. Mais alors nous parlons davantage d'eugénisme que d'euthanasie. Essayons de nous limiter à notre sujet même s'il est prégnant d'un éventail plus grand de problèmes[93].

L'apologie

Loin d'être toujours désavoués, ces actes trouvent souvent des défenseurs et la doctrine elle-même de l'euthanasie trouve ses apologistes.

93. *Cf.* I. Barrère et E. Lalou, *Le dossier confidentiel de l'euthanasie*, Stock, 1962. Voir aussi les documents cités à la note 91.

Les théoriciens, ceux qui acceptent le principe de l'euthanasie, font valoir deux arguments. Le premier est fondé sur la liberté individuelle : chaque homme a le droit, lorsqu'il est dans une situation désespérée, à une mort expéditive et exempte de douleur, qu'il peut se donner à lui-même ou se faire donner par autrui. Le second argument relève de l'intérêt de la société : la société aurait le droit de charger les médecins d'éliminer « en douceur » tous ceux qui sont inaptes à la vie sociale et qu'on ne peut espérer améliorer.

Pour ceux qui ont eu personnellement à vivre ce problème, ceux qui ont songé à euthanasier un être cher ou qui l'ont effectivement fait, la justification prend une autre résonnance. L'euthanasie est présentée comme un sublime sacerdoce. Devant la souffrance atroce d'un malade, de toute façon condamné, l'amour exige de mettre fin à ses jours. Le crime est indiscutable, mais les circonstances atténuantes le sont aussi : circonstances si atténuantes qu'à la limite elles effacent le crime et en font un acte d'abnégation, un don total de soi. Dans des circonstances exceptionnelles, quelqu'un peut être investi du terrible devoir d'abréger la vie d'un être aimé : donner la mort par amour peut être plus difficile parfois que de donner sa propre vie. Ne pas euthanasier quelqu'un, c'est parfois le condamner à vivre. Et il existe des cas où naît le remords de ne pas l'avoir fait.

Le livre des journalistes français Barrère et Lalou illustre à l'évidence comment ce problème est toujours actuel et douloureux. En 1946, 1500 médecins de divers pays ont soumis à l'O.N.U. une motion tendant à obtenir le droit à l'« homicide légal par charité ».

Moralité

Nous sommes en face de la question la plus délicate que nous ayons traitée ici. Plusieurs penseurs, poursuivant la perspective exposée précédemment, en arrivent à justifier l'acte mortifère: quand les souffrances ne sont plus surmontables, pourquoi ne pas tuer? Le docteur Pillen, de Louvain, pense que «laisser vivre et espérer une mort accidentelle» constitue une hypocrisie. Aussi bien avoir le courage de tuer. Quelle différence y a-t-il entre s'abstenir de soigner, débrancher l'appareil de survie et tuer, dit-il dans une entrevue.

Et pourtant, il y a une différence, me semble-t-il, si petite soit-elle. Dans un cas, on laisse un processus de mort suivre son cours; dans l'autre, on provoque ce processus mortel. Précédemment, nous sommes allés le plus loin possible dans l'affirmation de la responsabilité de l'homme sur la vie et la mort; plus loin l'homme s'attribue un droit de vie et de mort sur ses semblables. Cela fait une différence.

C'est pourquoi la morale catholique a toujours condamné cet acte quelles qu'en soient les circonstances atténuantes. Les textes sont trop nombreux pour qu'il soit significatif d'en citer l'un ou l'autre: Pie XI, Pie XII, Épiscopat suisse, Épiscopat belge, Épiscopat français, etc.

Dans les lignes qui suivent, je tenterai de montrer en quoi cet acte me semble inacceptable.

1. Je voudrais en donner d'abord des indices d'ordre médical et psychologique. Je dis «indices» parce que ces propos ne touchent pas tous les cas: ils sont vastes et admettent des exceptions. Ils sont cependant très significatifs.

— Un premier indice concerne le pronostic. Quand peut-on être certain du pronostic pour poser ainsi un acte si définitif? En France, l'Académie des sciences morales et politiques insiste sur ce point.

— Autre indice, le problème de la joie de vivre. Qui peut vraiment décider que telle vie, malgré les souffrances, les infirmités, ne vaut plus la peine d'être vécue? N'y a-t-il pas souvent des rémissions de la maladie qui surprennent, surtout quand le patient a une forte volonté de vivre?

— Le danger d'abus. Légitimer l'acte mortifère, ce serait inviter à l'homicide intéressé. Sous le couvert d'euthanasie, on se débarrassera de quelqu'un qui prend trop de temps à mourir, qui est trop lourd à soigner. Ou bien encore, ce serait inviter au suicide altruiste : si l'on n'ose pas abréger soi-même les jours du malade, on essayera de lui faire comprendre comment il est lourd à porter. « De sordides histoires d'héritage ne tarderaient sans doute pas à se greffer sur une pareille tolérance. » Rien n'est plus significatif que cette lettre envoyée aux journalistes Barrère et Lalou en vue de leur émission de télévision sur le sujet : « Vous avez raison, il faut abréger les souffrances de ceux qui mettent longtemps à mourir. C'est une femme à bout qui vous écrit. Toutes les nuits je me lève des trois ou quatre fois pour soigner ma belle-mère qui n'est même pas reconnaissante. Elle voit tout le mal qu'elle nous donne et tout l'argent que ça coûte, mais on dirait qu'elle trouve ça naturel. Je finis par m'occuper d'elle plus que de mes enfants. On a beau dire, mais des choses comme ça ne devraient pas exister. Nous ferons regarder votre émission à notre malade. J'espère que ce soir-là elle comprendra... »

— Dernier indice : le climat d'insécurité que la légitimité de l'euthanasie entraînerait. « Un psychiatre me le signale : le verdict de Liège (verdict d'acquittement dans le cas d'un acte d'euthanasie) a profondément touché certains malades dans les hôpitaux psychiatriques. Ils se sont sentis plus ou moins menacés, comme si la société venait de poser un premier acte qui en annoncerait d'autres dirigés contre eux. À cela aussi il faut penser », conclut J.M. Domenach, directeur de la revue *Esprit*.

2. À ces indices, on peut ajouter des arguments plus généraux, d'ordre philosophique. Plus difficiles à saisir

peut-être, mais plus forts: l'un concerne la vie sociale, l'autre la personne.

Accepter l'euthanasie, ce serait la ruine de la vie en société. En effet, le climat d'insécurité que l'euthanasie instaurerait constituerait un ferment de dégradation de toute vie en société. L'ensemble des relations sociales serait profondément vicié. Les relations avec le corps médical d'abord. Chaque fois qu'un malade verra venir le médecin, il se demandera si c'est pour l'achever ou non. Les relations avec la famille seraient touchées aussi: le malade se demandera constamment si les siens ne l'achèveront pas. S'ils n'y recourent, il se sentira une charge pour eux et développera un sentiment de culpabilité face à son existence. Enfin, ce sont les relations dans la société entière qui seront viciées: c'est ma vie qui est déjà menacée, si plus tard, si demain, je suis infirme, incurable, etc.

Accepter l'enthanasie entraînerait aussi une dégradation du sens de la personne. Ce serait signer la fin de la personne humaine, de sa liberté, de sa valeur, de ses possibilités. Peut-on juger qu'une vie ne vaut pas la peine d'être vécue? A-t-on le droit de présumer de l'impossibilité pour un être, même malade et souffrant, d'assumer la prise en charge de son existence? La notion de déchet humain implique le mépris de la condition humaine sous certains de ses aspects.

> «Ce qui caractérise l'être humain, écrit le marxiste Morvan Lebesque, dans le *Canard enchaîné*, ce qui le distingue à jamais des pingouins et des phoques, ce n'est pas la forme de ses membres, c'est l'intelligence, le don de la parole, le sens du bien et du mal... «On achève bien les bêtes» réplique-t-on. Alors soyez une bête. Acceptez d'être chien, rat, crapaud. Ou payez le prix qu'il faut pour être un homme.»

On peut avoir l'impression que j'exagère. Ces conséquences ne sont, évidemment, pas «pour demain». Cela ne se produira pas le lendemain de la légitimation de l'euthanasie. Mais le germe y est. Et à la longue, il ne peut qu'en être ainsi. La morale peut-elle se limiter à regarder le court terme?

3. Aux motifs précédents, le chrétien peut ajouter d'autres justifications. Pour un catholique, notamment, l'euthanasie va à l'encontre de sa foi, de sa charité et de son espérance.

Sa foi. Dieu seul est maître de la vie, il la donne sans cesse pour que l'homme la reçoive de Lui à chaque instant et jusqu'au dernier. Donner la mort, c'est un peu usurper le droit de Dieu, c'est se considérer comme Dieu, créateur et maître de la vie. Pour le chrétien, mourir est consentir à l'appel du Seigneur. Comme le Christ est resté soumis à son Père qui lui fixait l'heure où il devait quitter ce monde, le disciple à son tour respecte l'heure du Père. Malgré ses souffrances, il accepte de dire comme Jésus au jardin des oliviers : « Père, s'il se peut, éloigne de moi ce calice, mais que ta volonté soit faite. »

Son espérance aussi. Le chrétien a une telle foi en l'homme qu'il ne nie jamais à quelqu'un la possibilité d'assumer son existence. Il espère dans l'homme, dans ses forces de grandir et de se sanctifier même à ces étapes douloureuses. Il espère aussi dans la force de Dieu : pour le chrétien, mourir est « consentir à l'appel du Seigneur et laisser retourner à Lui cette vie qu'Il accueille afin de la renouveler dans la plénitude de la résurrection ».

Sa charité enfin. L'amour de charité n'est pas un amour qui détruit, qui désespère, ni même un amour qui se laisse gagner par le désir injustifié de l'autre. C'est un amour qui crée, qui fait vivre, qui aide, qui aide l'autre justement à assumer son existence.

Corollaires

On pourrait objecter que les deux arguments d'ordre philosophique que j'ai exposés relèvent du bien commun et font fi du bien de la personne malade elle-même. Pour pallier ce reproche de sacrifier un individu à la communauté, il faut que le refus de l'euthanasie s'accompagne d'un souci du bien concret de la personne malade et souffrante. Souci de lutter contre sa douleur, souci de l'accompagner, souci de lui offrir les meilleurs conditions de vie, souci de témoigner de la valeur de son existence pour nous et de l'espérance à garder.

Si l'on veut être cohérent, par ailleurs, il est inacceptable que la société se débarrasse de sa responsabilité seulement sur quelques-uns de ses membres. Il est notamment inacceptable que le soin de certains grands malades reposent uniquement sur leurs familles. Le cri, rapporté précédemment, de la mère exaspérée est trop intense pour ne pas être entendu d'une certaine façon. La société doit s'impliquer globalement : par des structures appropriées et par des actions individuelles charitables.

Par ailleurs, il faut bien voir que l'apologie de l'euthanasie au nom de l'amour n'a pas de sens. L'amour qui tue peut paraître courageux (il coûte, il accepte le risque d'une condamnation judiciaire) mais il est rarement un amour authentique. Il est plutôt un amour facile et égocentrique : on évite les charges psychologiques ou matérielles. Le biologiste Paul Chauchard a des phrases terribles pour stigmatiser ces actes et en dévoiler les motivations sous-jacentes fréquentes : égoïsme, paresse, mercantilisme. L'amour vrai est altruiste : il respecte les possibilités profondes de l'autre. Il ne supprime pas l'occasion de maturation humaine et spirituelle, il aide à en saisir le prix. Cela demande rien de moins que l'héroïsme souvent.

CONCLUSION

Malgré la longueur de cette analyse, il reste des situations non touchées, il restera toujours des cas difficiles.

Seule l'analyse de la situation concrète par des gens à la conscience morale droite pourra permettre de juger. J'espère que les pistes suggérées ici pourront aider. Avant de terminer, deux remarques s'imposent encore.

Le droit de mourir dans la dignité

On entend de plus en plus parler ici ou là du « droit de mourir » ou du « droit de mourir dans la dignité ». Ces expressions recouvrent de multiples sens. Il peut être utile de les dégager.

— si l'on entend par là le droit à des soins convenables, le droit à de la sollicitude fraternelle, le droit d'être accompagné, je suis d'accord ;

— si l'on entend le droit à une diminution de souffrance pour ne pas être brisé et humilié par la douleur, je suis d'accord ;

— si l'on entend le droit de refuser certains soins, de refuser une prolongation artificielle de la vie, le droit de mourir en somme quand l'heure est arrivée, je suis d'accord ;

— mais si l'on entend par là le droit de choisir l'heure exacte de sa mort ou de la mort d'un autre, je ne suis plus d'accord. Et j'ai expliqué pourquoi. Il va du sens de la vie humaine et du sens de l'homme.

Pour une conversion des mentalités

Je suis conscient que certaines des affirmations précédentes pourront surprendre. On peut toujours d'ailleurs les contredire, et je suis le premier à accepter de changer d'idée si on me montre que j'ai tort. Mais si tel n'est pas le cas, pourquoi ne pas se laisser interroger par elles ? Je n'en tire d'ailleurs pas de gloire puisque j'ai pigé dans tellement de devanciers.

238

Les prendre au sérieux exige cependant un changement profond de mentalité et d'attitude, autant de la part des professionnels de la santé que du grand public.

«Cela exige des médecins qu'ils se forment et acquièrent l'aptitude à savoir décider, en dialogue avec d'autres, la meilleure attitude à adopter envers chaque malade.

Cela demande aussi à l'opinion publique de renoncer à l'image mythique d'une médecine toute-puissante, d'accepter les limites de la science et de faire comprendre au corps médical, sans agressivité stérile, qu'elle ne lui abandonne pas tout pouvoir, qu'elle exige de lui de savoir rendre compte du bien-fondé de ses actes.[94]»

_____

94.   P. Verspiren, art. cité, p. 297.

IX

L'euthanasie : questions techniques

Une étude tant soit peu scientifique ne peut éviter de s'attaquer à la question technique de l'euthanasie. Le plus important est de bien saisir les éléments de la réalité évoquée par ce mot — c'est ce que le chapitre précédent s'efforçait de faire —, il n'en reste pas moins utile de «comprendre» le mot lui-même (qui, à cause des sens multiples qu'on lui attribue, est source d'ambiguïté fréquente) et certaines implications techniques.

Terminologie

Étymologiquement, le mot «euthanasie» (*eu-thanatos*) signifie : une bonne et belle mort, une mort sans souffrance, une mort douce.

Le moraliste allemand Häring le définit d'une manière assez restrictive : «le déroulement indolore et l'adoucissement général de la mort par le médecin», ou encore «la suppression directe sur son désir d'un malade incurable[95].»

Le dictionnaire Quillet-Flammarion inclut dans sa définition des restrictions d'un autre ordre : «mort douce provoquée par la morphine, les barbituriques, qui évite à un malade incurable des douleurs intolérables».

---

95. B. Häring, *La loi du Christ*, t. 3, p. 373.

En réalité le terme recouvre des aspects multiples:

1. La mort provoquée pour éviter à un malade ou à un blessé des souffrances particulièrement atroces, que cette mort soit provoquée par un médecin ou un simple citoyen. Par exemple: achever un homme déchiqueté dans les débris d'une auto accidentée et qui n'a plus que quelques heures à survivre dans d'épouvantables douleurs; b) achever un malade cancéreux en phase terminale qui souffre terriblement et qui ne demande plus qu'à mourir, en lui donnant une dose mortelle de morphine; c) tuer d'une balle un parent gravement malade dont on ne peut alléger autrement la souffrance;

2. L'arrêt des traitements de soins intensifs ou de réanimation, qui entraîne automatiquement la mort;

3. L'abstention des mêmes traitements;

4. La mort adoucie par des analgésiques;

5. La suppression (sans douleur) d'une vie qu'on juge non valable. Qu'il s'agisse d'une initiative individuelle, comme de supprimer un nouveau-né monstrueux; ou d'une entreprise collective et planifiée, comme la suppression systématique par une société de tous ses infirmes, déments, vieillards. Ce cinquième sens s'associe donc à l'eugénisme. J'y reviendrai.

Aussi faut-il normalement donner au mot «euthanasie» une définition globale, comme celle de Ignace Lepp: «la mort donnée à autrui, avec ou sans son consentement, pour hâter la fin de ses souffrances.[96]» Ou bien, celle du manifeste britannique publié par *The Humanist* en 1974; «une méthode ou un acte, destiné à mettre fin à la souffrance en laissant mourir ou en provoquant une mort sans douleur.[97]» Et encore, ces définitions n'incluent-elles pas bien les exemples 3 et 4 précédents.

---

96. I. Lepp, *La morale nouvelle*, Grasset, 1963, p. 162.
97. Reproduit dans *Le Figaro* du 1er juillet 1974.

Un terme aussi vaste, on s'en convaincra facilement, est source d'ambiguïté profonde, notamment quand il s'agit de lui appliquer un qualificatif moral. Pour avoir négligé de faire des distinctions, la table ronde sur le droit à la mort au colloque *Biologie et Devenir de l'homme* a été acculée à tourner en rond[98]. Alors que le langage populaire a tendance à juger immorale toute forme d'euthanasie, l'Association des médecins de langue française du Canada s'est donnée une telle définition de l'euthanasie médicale en 1975 qu'elle la déclare morale et acceptable[99].

Si l'on veut se comprendre, il semble qu'il faille donc faire des distinctions. Depuis longtemps déjà, les moralistes catholiques distinguaient entre euthanasie *directe* et *indirecte*, en se référant à la fois à la fin recherchée et à la nature même de l'acte posé[100]. Depuis quelques années on parle de plus en plus d'*euthanasie passive* pour qualifier la décision de s'abstenir de certains gestes médicaux « dans le cas du mourant qui ne peut plus être que prolongé, parfois de façon dérisoire, de quelques heures ou de quelques jours » (exemple 2)[101]. D'autres encore parlent d'euthanasie positive ou négative[102]. Cela donne un éventail complexe. Hélène Pelletier-Baillargeon et Jacques Baillargeon en ont présenté un tableau très clair, où les définitions sont justes, où l'on a inclus des aspects importants comme le consentement du malade, et où l'on a inclus qu'elle puisse être pratiquée par un médecin ou le tout-venant[103].

98. Cf. *Biologie et devenir de l'homme*, Actes du colloque mondial, Université de Paris, 1976, 448-474.
99. Cf. Bulletin de l'AMLFC, vol. 9, n° 3 (mars-avril 1975).
100. Voir, par exemple, la doctrine de Pie XII rapportée dans le chapitre précédent, notamment le texte concernant les analgésiques.
101. Cf. la définition du professeur Cotte au colloque mondial précédemment cité, p. 450.
102. Cf. M. Marcotte, « Le droit de mourir dans la dignité », dans *Relations* 389 (janv. 74) 19-23.
103. Cf. Hélène Pelletier-Baillargeon et Jacques Baillargeon, « Le médecin devant la mort », dans *Le Médecin du Québec*, vol. 12, n° 5 (mai

L'euthanasie en effet peut être dite:

A ACTIVE

1° Directe: son but est de provoquer directement la mort comme fin des souffrances, soit:
a) À la demande du malade lui-même.
soit:
b) Indépendamment de la demande de ce dernier. *(mercy killing)*

2° Indirecte: par usage de narcotiques puissants dont le but est de soulager la douleur ou de diminuer l'état de conscience du malade, sachant que de telles substances vont probablement hâter le processus de la mort.

B PASSIVE

en refusant de recourir à des techniques artificielles plus ou moins complexes ou extraordinaires soit pour maintenir la vie ou pour retarder la mort.
soit: a) À la demande du malade (Testament de vie)
soit: b) Indépendamment de sa volonté (mort cérébrale, coma dépassé, etc.)

---

77) 107-119. Le tableau est à la page 106. Il s'agit ici d'un article très intéressant.

Et encore ce tableau ne fait-il pas explicitement mention de mon exemple 2: l'arrêt de certains traitements de soins intensifs ou de réanimation, quand il n'y a plus espoir de vie valable. S'agit-il alors d'euthanasie passive? Mais l'intervenant fait cependant un geste actif. Faut-il inscrire alors ce geste dans l'euthanasie active? Mais où? Au même titre que l'euthanasie directe et indirecte ou comme espèce d'euthanasie directe? D'un autre côté, pour un moraliste imbu de la tradition catholique, l'euthanasie passive, me semble-t-il, se classerait dans l'euthanasie indirecte.

Il m'est avis que les distinctions ne se complètent pas adéquatement, et que leur agencement est faussé au départ par le préjugé moral. Par exemple, si on pense et déclare que l'euthanasie directe est toujours immorale, on hésitera à y inclure l'arrêt de certains traitements.

Nous sommes donc dans une sorte d'impasse. L'étymologie oriente vers une définition très vaste. Le mot recouvre des perspectives très diverses. Il est impossible alors de dire que l'on est globalement pour ou contre l'euthanasie. Il y a évidemment des interventions, comme mon exemple 4 (l'emploi d'analgésique pour diminuer la douleur), qui sont admises pratiquement par tous. Et d'un autre côté, le langage courant — j'allais dire, le langage populaire — a tendance à condamner toute forme d'euthanasie et donc de ne coiffer de ce terme que des comportements immoraux.

Employer le même mot pour désigner des alternatives radicalement opposées est malsain et nuit à la réflexion. Se donner, comme l'AMLFC, une définition qui permette de dire que l'euthanasie est acceptable, à l'encontre du sentiment populaire, est aussi malsain et anti-éducatif. Faire des distinctions subtiles et difficiles à comprendre n'est guère mieux. Il reste donc à faire un choix.

Quelle que soit donc l'étymologie du mot et quel que soit le sens qu'il avait à l'origine (par exemple, chez Suétone, Platon, Thomas More ou Francis Bacon), ne convient-il pas de s'entendre sur une signification précise et restreinte? Et une signification qui soit proche du langage courant et populaire.

«Quelles que soient ses origines, le sens populaire du mot est désormais bien établi: quand les journaux emploient en titres des expressions telles que: «À Colmar, on juge l'euthanasie», «Un grand problème humain, l'euthanasie», «Contre l'euthanasie», «La Cour d'Assise du Haut-Rhin a jugé un cas particulier d'euthanasie», le lecteur sait immédiatement de quoi il s'agit. Le sens populaire reste présent à l'intérieur de tous les emplois du mot par les intellectuels. Comment, sinon, expliquer le parfum de scandale dont on a entouré les récentes déclarations de l'Archevêque de Cantorbery, qui, semble-t-il, rappelait seulement quelques vérités de bon sens au sujet de l'abstention thérapeutique et du soulagement de la souffrance?» [104]

Comment expliquer le même scandale qui a entouré la publicité autour de la loi de Californie sur le testament de vie, ou le document de travail préparé pour un colloque de l'Église Unie du Canada en 1974?

Le sens fondamental semble être: l'acte de donner la mort dans un but de compassion. (Par exemple: arrêter une souffrance atroce, mettre un terme à une vie misérable qu'il ne vaut plus la peine de vivre). Tout en m'inspirant ici considérablement des remarques de P. Verspiren, j'hésite devant quelques détails de la définition qu'il propose: il semble restreindre l'euthanasie à la mort d'un *malade*, écartant ainsi bien des cas d'euthanasie eugénique qu'il faut classer clairement parmi l'euthanasie; et, par là, il semble restreindre le terme à l'intervention médicale ou para-médicale, alors que l'euthanasie peut aussi bien être pratiquée avec un fusil ou autre moyen populaire, comme

---

104. P. Verspiren «L'euthanasie» dans *Études* 346 (mars 1977) 308. Tout l'article est à lire: article très bon, très clair, p. 293-309.

en font foi les multiples procès d'euthanasie qui font régulièrement la chronique des journaux. D'un autre côté, il exclut de l'euthanasie la mort donnée sans le consentement du malade ou de l'infirme, alors que le langage populaire et l'usage juridique l'incluent expressément.

Ainsi reviens-je à la définition du philosophe Ignace Lepp donnée au début: «la mort donnée à autrui, avec ou sans son consentement, pour hâter la fin de ses souffrances». Ou encore, en m'inspirant de Verspiren, proposé-je cette définition: «acte de donner la mort à un malade incurable ou à un miséreux, dans le but de mettre un terme à sa vie de souffrances ou de misères.» Les deux éléments essentiels y sont: acte de donner la mort, motif de compassion.

La réflexion éthique sera confrontée alors à deux questions:

1. L'euthanasie est-elle immorale?

2. Tel ou tel comportement sont-ils des actes d'euthanasie?

Même si la majorité du monde (et j'en suis) répond par la positive à la première question, celle-ci n'en continue pas moins à se poser. Et il s'y joint une question juridique: «faut-il condamner légalement l'euthanasie, même celle qui se fait avec l'accord de la personne?». Et par ailleurs, il est normal et sain que l'on se demande si l'utilisation d'analgésiques à forte dose, si l'abstention thérapeutique et la cessation de traitements dans certains cas constituent des actes d'euthanasie. Pour ma part, j'ai répondu *non* dans le chapitre précédent. J'admets cependant que la question se pose. Mais dans les termes où je la circonscris il me semble que le climat serait plus sain. La discussion, plus positive, aurait alors chance de progresser davantage.

Doctrine catholique

Il y a lieu de revenir sur la doctrine catholique pour essayer d'en mieux comprendre le sens et de voir comment elle se situe dans le débat linguistique dont je viens de traiter.

Il y a quelques années cette doctrine était claire et simple[105]. La distinction entre euthanasie directe et indirecte, basée sur le vieux principe moral du volontaire indirect, s'imposait avec assez de satisfaction :

— Était jugée immorale toute forme d'euthanasie directe, i.e. toute intervention dont la nature (ou l'effet direct) était de provoquer la mort d'autrui, par compassion, ou dont l'effet direct et premier était la mort d'autrui.

— L'euthanasie indirecte, règle générale, était aussi considérée comme immorale. On entendait par là tous les détours, toutes les subtilités auxquels on pouvait recourir pour provoquer la mort d'un malade ou d'un impotent « sans que ça paraisse ». Par exemple, donner une fausse médication, exposer un malade ou un handicapé au froid pour qu'il attrape une pneumonie compliquée, donner une forte dose d'analgésique pour accélérer le processus mortel.

— Cependant dans certaines conditions, on jugeait comme morales certaines interventions que l'on qualifiait alors d'euthanasie indirecte. Par exemple, donner des analgésiques qui diminuent la souffrance, même si cela accélère la mort ou si accidentellement cela provoque la mort. On parlait alors d'acte à double effet : l'un bon, directement recherché, l'autre mauvais, seulement indirectement voulu. Un tel acte pouvait être moral à quatre conditions :

---

105. *Cf.* Pie XII, déjà cité, E. Tesson, art. « Euthanasie », dans *Catholicisme*, IV, vol. 725-728 ; Ph. Delhaye, « L'euthanasie ou le meurtre par pitié », dans *L'Union médicale du Canada*, 790 (juin 1961) 613-622 ; Épiscopat catholique français, *Note sur l'euthanasie*, 12 juillet 76.

1. que l'acte posé ne soit pas en lui-même mortifère;
2. que l'intention porte seulement sur l'effet bon (soulager la souffrance) et que l'effet mauvais (la mort) ne soit que toléré;
3. que l'effet bon découle directement de l'acte et non par l'intermédiaire de l'effet mauvais. Sinon on prend un mauvais moyen pour obtenir une fin bonne;
4. qu'il y ait une raison d'intervenir proportionnelle à la gravité du risque. Plus le risque était grave ou immédiat, plus le motif d'intervenir devait être sérieux ou urgent.

Avec le progrès de la thérapie, de nouveaux problèmes se sont posés au moraliste catholique, par exemple celui de l'abstention et celui de la cessation de certains traitements exceptionnels. S'abstenir d'intervenir quand on sait que cette abstention entraînera la mort, n'équivaut-il pas à de l'euthanasie? Oui, il s'agit bien d'euthanasie, déclare-t-on, mais d'euthanasie indirecte. La plupart des abstentions sont condamnables moralement. Mais certaines sont légitimées. Par exemple, dans le cas où un cancéreux en phase terminale a un arrêt cardiaque, il est légitime de ne pas entreprendre un massage cardiaque, qui au mieux ne fera que prolonger une agonie. Pour justifier ce jugement, on faisait jouer les 4 conditions citées précédemment; et surtout on essayait d'évaluer le bienfait escompté du traitement.

Arrêter un traitement provoque automatiquement la mort: cela constitue-t-il un cas d'euthanasie condamnable? Il s'agit sûrement d'euthanasie, pour les moralistes catholiques classiques, mais d'euthanasie indirecte, légitime dans certains cas. L'acte posé n'est pas de soi mortifère, on arrête les machines; on ne tue pas: on laisse un processus naturel de mort suivre son cours. L'acte était donc jugé moral quand il n'y avait plus espoir de redonner une vie consciente.

On voit facilement que les 4 conditions ne jouaient pas de manière adéquate. Il suffisait que l'une ou l'autre interviennent.

Législation

Au Canada, de même qu'en beaucoup d'autres pays comme la France, la Grande-Bretagne, le code criminel ne parle pas spécifiquement de l'acte d'euthanasie. Celui-ci est inclu dans l'homicide: il participe donc de la gravité du meurtre et encourt les mêmes peines sévères.

D'autres pays ont une législation distincte sur l'euthanasie, législation souvent plus bénigne que celle qui concerne l'homicide ordinaire. Ainsi, en Suisse, le code de 1951 lui attribue-t-il une peine maximum de 5 ans si elle est pratiquée sans le consentement du malade et une peine de 3 jours à 3 ans si elle est faite avec le consentement du malade[106].

Que penser de ces législations? Quelle législation s'imposerait dans nos sociétés occidentales?

On peut penser qu'une législation comme celle de la Suisse est injustifiable. Elle encourage l'euthanasie. Et surtout elle implique que certains meurtres sont plus graves que d'autres et, donc, que certaines personnes sont plus valables que d'autres. Discrimination inacceptable. Comment juger de la valeur d'une vie humaine? Qui peut juger de la valeur d'une vie humaine?

D'un autre côté, il faut bien voir que, dans les pays où on ne fait pas de crime spécial d'euthanasie, bien des procès se terminent par l'acquittement du prévenu. Exemples:

— En décembre 1949, le docteur H.N. Sander, médecin américain, mit fin aux souffrances d'une cancéreuse en

---

106. Les journaux de septembre 77 annoncent que, lors d'un référendum, certains cantons suisses ont demandé que l'euthanasie volontaire soit légalement acceptée. Je n'ai pas eu le texte du référendum.

lui injectant dans une veine 10 cm^3 d'air. Le tribunal de Manchester l'acquitta.

— En mars 1950, Mlle C.A. Paight, une Américaine de 20 ans, tue son père d'un coup de revolver parce qu'elle ne pouvait plus voir souffrir son père atteint d'un cancer incurable. Elle fut acquittée par les tribunaux.

— En 1961, la cour d'assises d'une grande ville française du Haut-Rhin acquitta un homme qui avait tué son frère tendrement aimé et qui souffrait d'une maladie atroce, jugée incurable par tous les médecins. Il le tua d'une balle de revolver et se livra à la justice. La Cour décida d'un acquittement pur et simple.

— En 1962, à Liège, en Belgique, les époux Vandeput éliminent leur enfant thalidomien, avec la complicité du médecin. Le jury les acquitte. Il y a fêtes populaires dans les rues de la ville.

Ces acquittements sont d'autant plus paradoxaux qu'il s'agit de crimes évidents : la législation est explicite et précise, le prévenu ne nie aucunement sa responsabilité, il a d'ailleurs agi avec préméditation et en connaissance de cause. Comment donc expliquer ce comportement du jury? Tout se passe comme si le jury contestait la législation. Au fond, il est pris dans le dilemme suivant : s'il déclare le prévenu «non coupable», il sait bien qu'il gauchit les faits ; mais s'il le déclare «coupable», il le soumet automatiquement à des peines *très* graves. Les «circonstances atténuantes» ne peuvent guère adoucir la sentence puisqu'il s'agit d'un acte prémédité. [107] Or tout se passe comme si le jury trouvait la peine *trop grave*. Aussi préfère-t-il dire «non coupable» et trahir les faits plutôt que de condamner à une peine jugée injuste (parce que trop sévère).

---

107. L'article 14 du Code criminel canadien déclare expressément que le consentement du malade à l'euthanasie ne diminue en rien la responsabilité de l'agent. *Cf.* A. Mayrand, *L'inviolabilité de la personne humaine*, Montréal, Wilson et Lafleur, 1975, 19-21.

Le résultat d'une législation très sévère *concrètement* est donc mauvais: acquittement d'un «criminel», dérogation à une loi. Loin de jouer son rôle coercitif et éducateur, la loi est alors néfaste.

Personnellement, compte tenu de la distinction qu'il faut établir entre le légal et le moral, entre moralité et législation, il me semble qu'il y aurait lieu de faire de l'euthanasie un crime spécifique, punissable d'une peine moindre que les autres homicides prémédités et dont l'appréciation serait laissée au juge. Il me semble que le code pénal serait alors plus humain: tout le monde en effet comprend qu'on ne peut mettre sur le même pied assassinat crapuleux et homicide par compassion. Le code serait aussi plus éducatif: il y aurait quand même une peine (et donc un désaveu de la société) mais une peine qui apparaîtrait adéquate (et donc qui invite à prise en considération).

Il n'y a pas lieu, par ailleurs, de distinguer l'euthanasie pratiquée par un médecin de l'acte pratiqué par une personne non professionnelle. La tendance à accepter l'une tout en continuant de condamner l'autre me semble inacceptable. Si le médecin normalement peut mieux juger de l'incurabilité d'une personne et de l'atrocité de ses douleurs, il reste des situations où le médecin est inaccessible et des circonstances où le médecin refusera d'agir par «objection de conscience», comment alors accabler un proche? D'un autre côté, je trouve gênant d'accorder au médecin un tel pouvoir sur la mort: comment justifier une telle discrimination?

Sur le plan légal, y a-t-il lieu de distinguer l'euthanasie volontaire de celle qui est imposée à quelqu'un? J'hésite. Il me semble cependant que si l'une et l'autre doivent être tenues pour criminelles, le législateur pourrait leur attribuer une peine différente, afin de tenir compte de la diversité profonde des deux situations.

Les codes de déontologie

Parallèlement à la révision des codes législatifs sur l'euthanasie, les corporations professionnelles s'interrogent sur leur code de déontologie.

Traditionnellement les codes de déontologie condamnent l'euthanasie. Déjà le serment d'Hypocrate en faisait mention:

> « Jamais je n'administrerai un médicament mortel à qui que ce soit, quelques sollicitations qu'on me fasse; jamais je ne serai l'auteur d'un semblable conseil. »

Le Code de déontologie médicale du Collège des médecins et chirurgiens du Québec contient une mention analogue. La même position est implicite dans le Guide déontologique de l'Association médicale canadienne. En 1975, l'Association des Médecins de langue française du Canada tenait substantiellement la même position, sous un vocabulaire différent. Le code international de déontologie de l'infirmière, révisé en 1965, 1969 et 1973, est basé sur « le respect de la vie humaine ». Le code de déontologie du Comité international catholique des infirmier(e)s et assistantes médico-sociales en 1972 est encore plus explicite.

Compte tenu de ce que j'ai écrit précédemment, il me semble que les codes de déontologie doivent continuer de désapprouver « la mort donnée à autrui, avec ou sans son consentement, pour hâter la fin de ses souffrances ». Au moins aussi longtemps que la législation d'un pays en fait un crime. Une décision, en effet, qui engage aussi profondément les valeurs morales d'une société ne doit pas être décidée par une seule association professionnelle, si prestigieuse soit-elle, mais par l'ensemble de la société et, par conséquent, par le pouvoir législatif.

Et il me semble inopportun de donner un sens spécial au mot euthanasie pour indiquer que l'on admet certaines interventions même mortelles dans des situations extrêmes. Plutôt que de dire que tel ou tel acte d'euthanasie est admissible, il me semble plus sain, plus clair, plus éducatif de dire que telle ou telle intervention ne constitue pas vraiment un acte d'euthanasie.

Complicité

Un dernier problème se pose à propos de l'euthanasie, celui de la complicité ou de la coopération. Il soulève toute la question de la coopération à un acte que la morale ou que la déontologie désapprouvent. Procédons méthodiquement, en prenant l'exemple de l'infirmière, tout en sachant que sa situation est analogue à celle de tous les travailleurs de la santé qui œuvrent sous la responsabilité d'un autre.

Une infirmière est-elle tenue d'obéir à un médecin qui lui demande de donner telle dose mortelle de drogue, de débrancher le respirateur qui maintient en vie un incurable? Le rôle de l'infirmière, normalement, est d'obéir au médecin: c'est lui le premier responsable du diagnostic et de la thérapie. Mais l'infirmière reste une personne responsable: elle ne peut s'en remettre à la seule obéissance. À Nuremberg, lors du procès des criminels nazis, on a refusé cette défense de l'obéissance servile: «je n'ai fait qu'obéir aux ordres». Si la justice civile ne s'en contente pas, à plus forte raison l'éthique. C'est dire que, en principe, il peut y avoir des situations où la non-obéissance s'impose.

C'est le cas particulièrement si le médecin demande de faire ou de coopérer à faire un acte mortifère. Aussi longtemps que cet acte est proscrit par le code criminel ou le code de déontologie, la désobéissance est clairement requise.[108]

---

108. «L'infirmière a l'obligation d'exécuter les prescriptions du médecin avec intelligence et loyauté et de refuser de participer à des actes que la déontologie condamne», (Code international de déontologie de l'infirmière, 1965, art. 7)

Si le médecin demande un acte que la conscience de l'infirmière réprouve, quoique cet acte ne soit pas condamné par le code de déontologie ou le code criminel, la réponse est plus délicate. Car, dans ce cas, l'infirmière se rend peut-être passible de représailles, de réprimande ou même de perte d'emploi. Moralement cependant l'infirmière devrait être fidèle à sa conscience, quels qu'en soient les inconvénients pour elle. Reste que les codes de déontologie et les conventions collectives devraient garantir ce droit à la liberté de conscience aux infirmières. Exactement comme la loi sur l'avortement thérapeutique reconnaît au médecin la liberté de refuser de faire un avortement que sa conscience réprouve.

L'infirmière n'est pas tenue d'obéir au médecin dans certaines circonstances, ai-je dit, mais le peut-elle? L'infirmière peut-elle obéir à un ordre portant sur un acte dérogatoire au code de déontologie. Dans certains cas exceptionnels, il me semble que « oui », encore une fois, même au risque de certaines difficultés professionnelles ou légales. C'est à elle de juger. C'est à elle notamment d'apprécier si le code dessert concrètement le bien de telles personnes concrètes. Les moralistes, catholiques ou autres, ont toujours enseigné cette liberté face aux lois et aux codes. Il y a risque d'abus, c'est évident, mais risque à prendre.

Faisons un pas de plus, l'infirmière peut-elle prendre l'initiative de certaines interventions que le médecin néglige ou refuse de faire? Par exemple, dire la vérité à un incurable, donner des analgésiques, arrêter certains traitements de survie. Normalement, non; l'infirmière est seconde. Mais, d'un autre côté, quand le bien du malade ou du patient est gravement compromis et que le médecin (ou le premier responsable) manque à son devoir professionnel, l'infirmière peut prendre l'initiative. Le bon sens requiert d'abord qu'elle essaie de parler au médecin; ensuite qu'elle fasse rapport à ses supérieurs (chef de nursing, chef médecin, etc.); mais à la limite, ou en cas d'urgence, elle a aussi sa responsabilité directe, même si son code de déontologie ne va pas aussi loin[109].

Est-ce là prêcher une sorte d'anarchie? Ce peut le sembler, mais ce n'est pas le cas. D'un côté, les libertés que je proclame n'interviennent que dans des cas exceptionnels et donc rares. Par ailleurs, elles sont une exigence de personnalisation des soignants : elles sont nécessaires si on ne veut pas réduire les personnes (ici, les infirmières) à des robots et surévaluer le pouvoir des médecins. Les premières ne sont pas les servantes des seconds, mais les uns et les autres sont des collaborateurs au service des hommes et des femmes malades.

Nous rejoignons alors les options qui sous-tendent les deux derniers chapitres et même l'ensemble de ce volume : option pour le respect et la promotion des personnes, option pour le respect et la protection du sens de l'humain, option contre la réduction de l'être humain au rang d'objet, de cobaye ou de robot. C'était là notre thème essentiel ; nous n'avons fait au cours de ces pages que le moduler sur des mélodies diverses. Paul Valéry a écrit avec beaucoup d'à propos : «L'homme n'est pas si simple qu'il suffise de le rabaisser pour le comprendre». Notre conviction est que l'avenir de l'homme est finalement dans les mains de l'homme.

«L'humanité se différencie des autres espèces animales non pas tellement parce qu'elle *est*, mais par ce qu'elle *fait*. Nous sommes humains par la qualité humaine de nos actions. Or, cette qualité dépend entièrement des choix que nous faisons tout au cours de notre vie — et que l'humanité a faits tout au cours de son existence. Être humain, c'est avant tout, choisir.»

René Dubos

---

109. «L'incompétence ou une conduite non conforme aux règles de la déontologie doivent être signalées, mais seulement à l'autorité responsable», (Code intern. de déontologie de l'infirmière, 1965).

Table des matières